CONSIDÉRATIONS

SUR

LES ONGLES

SÉMÉIOTIQUE ET MÉDECINE LÉGALE

PAR

ANDRÉ ULMO Y TRUFFIN,

Docteur en médecine de la Faculté de Paris,
Ancien externe des hôpitaux de Paris,
Médaille de bronze de l'Assistance publique.

PARIS
A. PARENT, IMPRIMEUR DE LA FACULTÉ DE MÉDECINE
Rue Monsieur-le-Prince, 29 et 31

1875

CONSIDÉRATIONS

SUR

LES ONGLES

SÉMÉIOTIQUE ET MÉDECINE LÉGALE

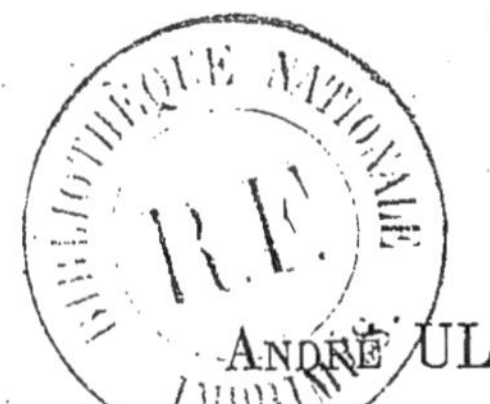

PAR

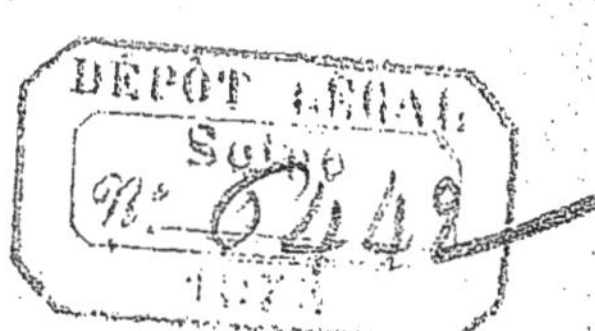

ANDRÉ ULMO Y TRUFFIN,

Docteur en médecine de la Faculté de Paris,
Ancien externe des hôpitaux de Paris,
Médaille de bronze de l'Assistance publique.

PARIS

A. PARENT, IMPRIMEUR DE LA FACULTÉ DE MÉDECINE

Rue Monsieur-le-Prince, 29 et 31

1875

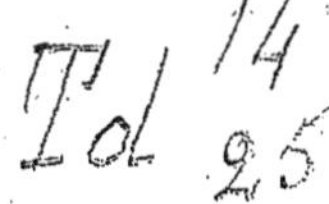

A LA MÉMOIRE

DE MON PÈRE

A MA MÈRE

A MES FRERES

A MES AMIS

A M. LE PROFESSEUR LORAIN

Témoignage de respect et de reconnaissance.

A M. VOILLEMIER,

Mon premier maître.

A MM. S. CARY ET J.-M.-L. LABBE

A MM. LES DOCTEURS GUIBOUT, S. DUPLAY,
MARTIN-DAMOURETTE, J.-A. FORT, MALLEZ.

CONSIDÉRATIONS

SUR LES ONGLES

(Séméiotique et médecine légale.)

Dans ce travail, notre but n'est pas de traiter les ongles au point de vue anatomique, physiologique et pathologique. C'eût été trop long, et sur beaucoup de points nous n'aurions fait que répéter sans intérêt comme sans profit ce que l'on trouve beaucoup mieux dit dans tous les traités classiques. Aussi, avons-nous cru devoir restreindre notre cadre dans les limites suivantes : Nous commencerons par décrire avec autant de précision et de clarté qu'il nous a été possible, l'ongle, son mode de développement et ses lois d'accroissement, ce sera le sujet de notre première partie ; dans une seconde partie, nous étudierons les diverses altérations que subissent ces organes sous l'influence des maladies, soit générales, soit locales, sous l'influence des troubles de la circulation et de l'innervation. Nous exclurons de cette étude toutes les maladies de l'ongle proprement dites ; telles que : l'onyxis et ses diverses variétés, le psoriasis et l'eczéma *unguium*, les altérations parasitaires ou autres auxquelles ces organes sont exposés, mais qui sont indépendantes de toute affection, soit générale, soit de voisinage : en un mot, nous nous proposons d'étudier non pas la pathologie, mais la séméiotique des ongles.

Nous n'avons pas toutefois la prétention de faire une étude complète sur la séméiotique unguéale. Cette partie de la pathologie générale est encore à faire, les auteurs classiques les plus modernes y consacrent à peine quelques lignes ; mais nous avons cru intéressant de réunir en un seul faisceau les documents que l'on trouve épars un peu partout et qui contribueront peut-être à faciliter la tâche à celui qui avec plus d'autorité que nous, voudra entreprendre une étude plus complète sur ce même sujet.

Enfin, et comme complément à notre sujet, nous consacrerons une troisième partie à l'étude de l'ongle au point de vue médico-légal, au point de vue de la question d'identité.

Nous sommes heureux de remercier ici, notre excellent ami le Dr Szerlecki, pour l'empressement qu'il a mis à nous traduire de l'allemand ce qui se rapporte au mémoire de A. Vogel.

PREMIÈRE PARTIE

Considérations sur l'anatomie et la physiologie des ongles.

Les ongles sont une dépendance du système épidermique, de même que les poils avec lesquels ils présentent de nombreuses analogies.

Au troisième mois de la vie intra-utérine, la portion des téguments qui correspond au lit unguéal se distingue des parties voisines par son épaisseur plus considérable, par une véritable hypertrophie. Entre la couche profonde ou muqueuse et la couche superficielle ou cornée de l'épiderme épaissi, se développe une couche de cellules polygonales aplaties contenant un noyau ; ce sont les cellules génératrices de l'ongle ou, si l'on veut, c'est l'ongle lui-même à l'état de germe et complètement enveloppé par l'épiderme sur ses deux faces. Ce n'est qu'au septième mois que le nouvel organe, après avoir acquis les caractères de l'ongle proprement dit, se dégage de son étui épidermique et qu'il commence à croître en longueur. Cet accroissement est tel, qu'à la naissance le bord libre dépasse considérablement l'extrémité des doigts. Cependant à cette époque, l'organe n'a pas encore acquis assez d'épaisseur et de consistance pour résister aux chocs ou aux frottements ; aussi son bord libre ne tarde-t-il pas à tomber au moins une fois ou même plusieurs fois, d'après Weber. Enfin, dès le sixième ou septième mois, les premiers ongles sont remplacés par un ongle nouveau qui deviendra permanent; phénomène analogue avec ceux bien connus de la première et de la deuxième dentition; mais l'analogie ne va pas plus loin à ce qu'on pourrait appeler la première et la deuxième *ongulation*, n'ayant pas d'importance en pathologie.

Arrivé à son développement complet, l'ongle se présente sous la forme d'une lame quadrilatère, mince, flexible, élastique, laissant voir par transparence la portion du derme situé au-dessous et sur laquelle il se moule; aussi est-il convexe dans le sens transversal; cette convexité varie suivant les individus, elle diminue et tend à disparaître, ainsi que nous le verrons dans certains états pathologiques; dans le sens vertical, au contraire, l'ongle est sensiblement rectiligne, mais il a une certaine tendance à se porter en bas et en avant; cette tendance est singulièrement exagérée dans certains états morbides sur lesquels nous avons à revenir.

A sa partie postérieure et sur ses bords latéraux, l'ongle est enchâssé dans les téguments à la manière d'un verre de montre. Cette espèce d'étui dermo-épidermique en arrière, simplement épidermique en avant, recouvre une partie variable de sa face supérieure; en arrière, il en recouvre le quart environ; sur les côtés, l'étendue de la partie recouverte va en diminuant d'arrière en avant; la partie de l'ongle ainsi enchâssée, et plus particulièrement la partie postérieure porte le nom de *racine*, et le repli dermo-épidermique en forme de cul-de-sac, celui de *rainure unguéale*. Enfin, on désigne sous le nom de *pli unguéal*, *sus-unguéal* ou *rétro-unguéal*, le pli arrondi et saillant en avant, mince et tranchant en arrière que forme l'épiderme et le derme en se réfléchissant sur la face supérieure de l'ongle pour se porter vers les bords postérieurs et latéraux.

Le corps de l'ongle s'étend depuis ce repli cutané, qui le couvre, jusqu'au sillon qui sépare l'extrémité libre de la pulpe du doigt; la face superficielle est lisse et présente des stries longitudinales ordinairement peu apparentes et très-régulières. A son niveau, on aperçoit par transparence en avant, la coloration rosée du tégument sous-jacent ; en arrière, au contraire, cette coloration est pâle ou même blanche ; la portion de l'ongle qui recouvre cette dernière prend le nom de *lunule*, elle est limitée eu avant par une courbe à concavité supérieure.

L'extrémité antérieure ou libre s'étend à une distance variable en avant du sillon qui sépare la pulpe de la face profonde de l'ongle. Nous verrons plus tard que la longueur de cette extrémité libre, ses altérations, la présence de certaines substances dans le sillon unguéal, peuvent rendre en médecine légale des services signalés.

Les connexions de l'ongle avec la peau varient suivant les divers points ; au niveau de son bord postérieur et de la face inférieure, l'adhérence est très faible ; la face supérieure de la racine est déjà plus fortement adhérente ; mais elle est loin d'atteindre comme force de connexion, celle de la face inférieure du corps qui est creusée de sillons longitudinaux correspondants aux lignes des papilles du derme avec lesquelles ils s'emboîtent d'une manière très-intime.

Le derme sous-unguéal est entièrement adhérent au périoste sans interposition de tissu graisseux; dense et serré, il est recouvert sur toute sa surface de crêtes analogues à celles de la paume des mains et de la plante du pied ; ces crêtes sont surmontées de papilles ; elles commencent dès le niveau du bord postérieur de l'ongle et s'étendent en augmentant de volume au point de devenir de véritables lames, jusqu'à la partie antérieure ; ce changement se fait d'une manière brusque, à 6 ou 8 millimètres en avant de la rainure unguéale, si bien que le derme sous-unguéal se trouve ainsi divisé en deux parties, une postérieure plus courte recouverte en partie par le pli sus-unguéale et en partie par cette portion de l'ongle qui correspond à la lunule, et une partie antérieure plus considérable recouverte par le reste du corps de l'ongle ; dans la partie postérieure, le derme est moins épais, plus pâle et reçoit moins de vaisseaux et de nerfs ; dans la partie antérieure, il est rouge, plus riche en vaisseaux et en nerfs. Les crêtes, les lames et les papilles sont très-riches en fibres élastiques. Les papilles sont surtout vasculaires.

Au point de vue de sa structure, l'ongle présente d'une manière générale celle de l'épiderme. L'élément fondamental est la cellule épithéliale pavimenteuse, distribuée en deux couches, l'une profonde, qui constitue le corps muqueux, l'autre superficielle constituant la lame cornée ; mais tandis que dans l'épiderme proprement dit, ces deux couches ne peuvent pas être séparées par des moyens mécaniques, l'avulsion les sépare avec la plus grande facilité lorsqu'il s'agit de l'ongle ; la lame cornée cède à la traction ou à l'arrachement, le corps muqueux reste presque intact à la surface du derme. Des cellules du corps muqueux sont des cellules à noyau ; on en trouve plusieurs couches disposées verticalement, ce qui donne à l'ensemble une apparence fibreuse. Quant à la lame cornée, elle est constituée par des cellules aplaties disposées en squames et en lamelles solidement unies entre elles, d'autant plus larges et plus minces qu'elles sont plus superficielles.

D'après Lauth, l'ongle devrait sa dureté à ce qu'il contient une quantité plus considérable de phosphate calcaire que l'épiderme. D'après Mulder, les cellules de l'ongle contiennent une plus grande proportion de soufre et de carbonates que les cellules épidermiques en général.

Certains auteurs ont cru devoir attribuer d'une manière exclusive le nom de *matrice* de l'ongle à la portion du derme qui entoure la racine. Cette opinion ne peut pas résister à l'observation rigoureuse des faits. En effet, que de fois ne voit-on pas à la suite d'onyxis ou après une opération chirurgicale, la prétendue matrice détruite, sans que cela ait empêché l'apparition sur le derme unguéal de *productions cornées ?* Mais d'un autre côté, celles-ci sont toujours très-irrégulières et ne rappellent que de bien loin la forme d'un ongle. On ne saurait donc conclure avec d'autres auteurs, que toutes les parties du derme unguéal, concourent également à la génération de l'ongle. Sans la partie postérieure du derme unguéal, sans cette portion blanche qui s'étend depuis le fond de la rainure jusqu'à l'extrémité antérieure de la lunule, il n'y a pas d'ongle proprement dit ; on est donc en droit de conclure que c'est cette portion qui préside à la formation de l'ongle, et comme l'ongle est plus épais et plus consistant à sa partie inférieure qu'à sa partie supérieure, on est naturellement porté à penser que cet accroissement en épaisseur doit se faire aux dépens du derme sous-unguéal proprement dit. Nous savons, en effet, que celui-ci peut produire de la substance cornée ; c'est grâce à ces productions incessamment renouvelées, que l'ongle tout en s'allongeant de haut en bas, en se déplaçant sur les papilles du derme, se trouve cependant toujours moulé de la manière la plus exacte sur les saillies et les dépressions et intimement adhérent.

C'est au moins en partie à cette adaptation exacte des

papilles du derme avec la substance cornée de l'ongle qu'on doit attribuer l'un des usages connus de l'ongle, celui de concourir au perfectionnement du tact ; ce rôle est ainsi expliqué par M. le Dr Ancel dans sa thèse inaugurale (Paris 1868). « Cet usage, dit-il, je ne l'ai trouvé expliqué nulle part ; il est probable que ce perfectionnement tient à ce que, par le fait de la présence de la lame cornée, en surface de la portion du derme qui est le siége du *tact*, se trouve augmentée de toute la partie rouge du derme sous-unguéal. Supposons, en effet, que les ongles n'existent pas ; l'impression d'un corps extérieur se produira nécessairement sur les papilles de la pulpe comprimée entre l'objet et la phalange ; mais les papilles sous-unguéales dont le développement si considérable atteste l'importance au point de vue de la sensibilité tactile, ces papilles dis-je, n'étant pas soutenues en arrière par l'ongle proprement dit, ne seront pas suffisamment ébranlées par le corps extérieur pour être le point de départ d'une sensation tactile. »

« Dans l'état physiologique au contraire, la lame cornée par le fait de sa résistance, force non seulement les papilles de la pulpe du doigt, mais encore celles du derme sous-unguéal à subir l'impression tactile. Ces papilles sous-unguéales sont en effet, d'autant plus développées qu'on se rapproche davantage de l'extrémité libre de la lame cornée, c'est-à-dire des points où elle présente la plus grande résistance. »

On pourrait ajouter que comme instrument de sensibilité, l'ongle sert encore d'une merveilleuse façon lorsqu'il s'agit d'apprécier le degré de *consistance* et surtout de *poli* des corps. Pour apprécier le degré de *poli* surtout, on peut dire que l'ongle n'a pas d'égal. Aussi les anciens pour indiquer qu'un ouvrage ava été bien travaillé, bien poli, disaient-ils qu'il était fait *ad unguem ad pollicem*, en d'autres termes, qu'il pouvait défier le contrôle de l'*ongle* et plus particulièrement de l'*ongle du pouce*.

Examinant ensuite le rôle de l'ongle des orteils, M. Ancel s'exprime ainsi : « Quant aux usages de l'ongle dans la marche, il est plus difficile de s'en rendre compte. La présence d'une lame cornée à la face dorsale des orteils a probablement pour but de maintenir étalée la pulpe de ces organes et de conserver à notre base de sustentation sa forme et son étendue normale. Si, en effet, les ongles des orteils n'existaient pas, d'une part la position sur le sol, d'autre part le tassement des orteils les uns contre les autres, ne manqueraient pas d'imprimer à la pulpe de ces organes la forme et la direction les plus bizarres. Il en résulterait une gêne notable pour prendre un point d'appui sur les orteils, comme cela a lieu dans le second temps de la marche. »

Nous n'entrerons pas dans des considérations d'anatomie comparée, la chose nous paraissant de peu d'importance au point de vue de notre sujet. Nous croyons plus utile d'examiner avec détail le mode d'accroissement de ces organes, afin de pouvoir en tirer plus tard certaines déductions, tant au point de vue de la séméiotique qu'à celui de la médecine légale.

Dans son mémoire sur *Certains caractères de séméiotique rétrospective présentés par les ongles* (Archives générales de Médecine 1846, p. 447). Beau établissait d'une manière générale que la vitesse d'accroissement des ongles était en moyenne de 1 millimètre par semaine. L'époque à laquelle la maladie aura eu lieu, dit-il, sera dénotée par le lieu de l'ongle où se trouve le sillon. Pour l'ongle du pouce, il faudra compter autant de semaines qu'il y a de millimètres entre le sillon et le bord postérieur de l'ongle, et il faudra se rappeler que l'extrémité postérieure de celui-ci est cachée dans la matrice et se trouve située à 3 millimètres environ plus en arrière que le bord épidermique qui limite la face de l'ongle en arrière. Ces sillons du pouce, ajoute-t-il, ne pourront jamais fournir d'indice sur une époque antérieure à 5 mois.

Au gros orteil, le bord postérieur se trouve caché environ à 5 millimètres plus en arrière que le bord de l'épiderme qui circonscrit postérieurement la face de l'ongle.

Les ongles des orteils croissent quatre fois moins rapidement, « de 1 millimètre par 4 semaines » (Beau. loc. cit.). — « L'ongle du pouce, dit-il encore, sur un homme adulte, a environ 20 millimètres en y comprenant la partie cachée du bord postérieur, cet ongle mettra 20 semaines ou 5 mois pour faire une évolution complète. L'ongle du gros orteil a environ 24 millimètres, il faudra 96 semaines ou 24 mois ou 2 ans pour faire la même évolution. »

Cette loi d'accroissement, toujours d'après l'autorité de Beau, est la même dans l'état de santé ou de maladie.

Telle était la loi d'accroissement des ongles, émise par Beau, dès l'année 1846. Nous avons cru devoir citer textuellement, afin de démontrer que le sujet était plus ancien que ne le pensait M. L. Dufour, lorsqu'il fit paraître son mémoire sur la *vitesse d'accroissement des ongles*, dans le Bulletin de la société vaudoise de Sciences naturelles. T. XI, 1872. Mais si nous nous exprimons ainsi, hâtons-nous de le dire, ce n'est pas que nous méconnaissions l'importance des patientes et laborieuses recherches faites par cet auteur, pendant douze années, depuis 1859 à 1871. Nous nous plaisons au contraire à leur rendre complètement justice et nous ne croyons pas pouvoir mieux faire, que de citer d'une manière détaillée les résultats obtenus.

M. Dufour a pris pour unité de temps 10 jours; tous les 10 jours il calculait au moyen du compas, de combien une tache noire faite au nitrate d'argent s'éloignait de la base de l'ongle; les progrès fait par la tache dans l'unité de temps (10 jours), est désigné par lui sous le nom de *vitesse d'accroissement*.

Cette vitesse d'accroissement a été mesurée non seulement pour l'ongle en général, mais encore pour chacun de ces trois derniers quarts en particulier, le quart supérieur échappant à la mensuration, parce qu'il se trouve caché, au moins en très-grande partie, dans la rainure unguéale.

Les résultats obtenus peuvent être réunis comme il suit :

1° La moyenne de la vitesse d'accroissement pour les gros doigts, y compris le pouce, est de 0mm,991, c'est-à-dire un peu moins de 1 millimètre. La moyenne de 1 millimètre, par semaine, donnée par Beau, était donc trop élevée.

2° La moyenne de la vitesse d'accroissement pour les deux petits doigts, est de 0mm,880, en d'autres termes, elle est inférieure de 1/9 environ à celle des autres doigts.

3° La moyenne de la vitesse d'accroissement est *probablement* un peu plus grande pour le pouce que pour les autres six grands doigts; les moyennes donnent 1mm,012 pour les pouces et 0mm,985 pour les autres grands doigts.

4° L'accroissement de l'ongle est égal à sa longueur au bout de :

Pour les petits doigts, en moyenne....	121	jours
— pouces —	138	—
— autres doigts, une durée qui varie de 120 à 132 jours, en moyenne.......	124	—

Ici encore les résultats sont, comme il est facile de le comprendre, en désaccord avec la loi de Beau; c'est ainsi que le pouce, au lieu de mettre cinq mois pour faire une évolution complète, y met cent trente-huit jours, soit quatre mois dix-huit jours.

5° La moyenne de la vitesse d'accroissement des ongles est sensiblement la même dans les deux mains, les moyennes obtenues par la méthode numérique brute sont :

Pour la main gauche..............	0^{mm}, 963
— droite	— 974

6° La moyenne de la vitesse d'accroissement n'est pas la même pour chacun des trois derniers quarts de l'ongle ; elle est un peu plus considérable dans les parties voisines de la base. Voici les chiffres :

	main gauche	main droite
Vitesse dans le 2e quart........	1^{mm},03	1^{mm},02
— 3e quart........	0^{mm},97	0^{mm},97
— 3e quart........	0^{mm},98	......

7° La vitesse d'accroissement de l'ongle est très-probablement la même dans les régions latérales que dans la région médiane.

8° Contrairement à une opinion généralement répandue, la vitesse d'accroissement est sensiblement la même en été qu'en hiver.

Moyenne de l'été (173 observations)....	0^{mm},982
— l'hiver (98 —)....	0^{mm},987

Les séries d'observation faites au printemps et en automne, donnent une moyenne un peu plus élevée 0^{mm},998.

Ces résultats sont en désaccord complet avec ceux obtenus par Berthold (1), qui prétend qu'un ongle qui emploie cent cinquante-deux jours en hiver pour se régénérer, n'en demande en été que cent seize.

(1) Archives de Müller, 1850, p. 156.

9° Chez une même personne et à quelques années d'intervalle, la vitesse d'accroissement des ongles peut offrir des différences assez prononcées, de $1^{mm},024$ à $0^{mm},951$.

10° Chez les enfants, l'accroissement absolu de l'ongle est moins rapide qu'il ne l'est chez l'adulte.

Enfants de...	5 à 6 ans, moyenne de	15 obs......	0,96
— de..	10 à 11 ans. —	18 obs......	0,84

M. Dufour ajoute : « cette conclusion est contraire à ce qui me paraît être l'opinion la plus répandue à ce sujet. Peut-être trouve-t-on l'explication de cette contradiction dans les remarques suivantes :

« La longueur moyenne des ongles du premier enfant est $6^{mm},8$. Or, avec la vitesse d'accroissement obtenue, cet ongle est parcouru en quatre-vingts jours, ou, en d'autres termes, il se renouvelle entièrement pendant ce temps-là. La longueur moyenne des ongles du second enfant (à dix ans) est $8^{mm},1$. Avec leur vitesse d'accroissement, l'ongle se renouvelle en quatre-vingt-seize jours. » Comme on le voit, ces résultats sont très-nets ; ajoutons qu'ils ont été contrôlés par l'auteur avec toute la rigueur scientifique désirable ; celui-ci, en effet, a eu soin de calculer les chances d'erreur et d'en tenir largement compte dans ses conclusions. Malheureusement toutes les observations ont été prises sur lui-même, si l'on en excepte les deux enfants dont nous avons parlé plus haut ; or, il est fort possible, comme l'admet du reste M. Dufour, que la vitesse d'accroissement varie avec les individus. Ne savons-nous pas déjà qu'elle peut varier chez le même individu dans des limites relativement assez larges ? On doit convenir cependant qu'un certain nombre de ces données offrent, au point de vue classique et médico-légal, assez de précision pour pouvoir rendre de véritables services.

L'auteur est complétement muet sur la vitesse d'accroissement des ongles des orteils. Aussi est-on obligé, sur ce point, de s'en tenir à la loi de Beau et d'admettre, d'une manière générale, que ceux-ci ont une vitesse d'accroissement quatre fois plus faible que celle des doigts.

M. L. Dufour se demande, dans son mémoire, p. 205, ce qu'il arriverait si on laissait croître l'ongle indéfiniment. Il y a, dit-il, quelque peine à se représenter que cet organe, s'il n'était pas taillé, arrivât aux dimensions colossales résultant de sa vitesse habituelle d'accroissement; et il calcule que, si cette vitesse se maintenait pendant trente ans, l'ongle attendrait une longueur de $1^{m},95$. « Un homme de cinquante à soixante ans, ajoute-t-il, aurait des ongles aussi longs que lui-même! » et même plus longs, on le croira sans peine.

Les lignes suivantes que nous extrayons de la *Gazette hebdomadaire* (1874), sont de nature à nous rassurer « sur ces déductions quelque peu effrayantes. » M. Hamy montre à la Société de biologie (séance du 4 juillet 1874), deux photographies représentant le développement singulier des ongles de la main chez les Annamites. Il est de mode, chez les seigneurs annamites, de laisser croître les ongles des doigts, à l'exception de l'index. Ils protégent ces appendices singuliers à l'aide de petits étuis. Ils prouvent ainsi, avec leur noblesse, leur inaptitude à tout travail manuel. Les ongles atteignent une longueur considérable qu'on peut évaluer, d'après ces photographies expédiées de Saïgon, à 30 où 40 centimètres. Avec 20 centimètres l'ongle reste à peu près droit, mais dans l'une des mains reproduites les ongles, ayant environ 30 centimètres, sont recourbés en sorte de griffes dans leur moitié inférieure. »

DEUXIÈME PARTIE

Altérations symptomatiques ou séméiotique des ongles.

Les altérations symptomatiques des ongles peuvent être divisés comme il suit :

1°. — Altérations par troubles de la nutrition générale : *a.* Maladies aiguës — *b.* Maladies chroniques.

2°. — Altérations par troubles de la circulation : *a.* Générale — *b.* locale.

3°. — Altérations par troubles de l'innervation : *a.* Générale — *b.* locale.

Altérations par troubles de la nutrition générale.

Maladies aiguës. — Les altérations des ongles, à la suite des maladies aiguës paraissent avoir été signalées pour la première fois par Reil, qui en parle dans les termes suivants, dans un article intitulé : « *Ungium vitia in convalescentibus a febre maligna observata* » (1).

« Plures mihi homines a febre maligna convalescentes « occurrebant quibus ungues penitus albescentes more « capillorum decidebant. Hoc vita, minori gradu existente, « ungues omnes manuum et pedum circa radices linea « alba, semilunari notantur, quæ superata febre cum lunula

(1) Memorabilium clinicorum, fascicule III, p. 206; Halæ, 1792.

« parallela prodit, usque dum post plures menses ad apices « ungium promota abscinditur. »

Ainsi chute des ongles et présence d'une ligne blanche semi-lunaire, s'avançant de la racine vers l'extrémité libre, telles sont les deux altérations signalées par Reil dans la convalescence de la fièvre maligne. Cette ébauche de séméiotique unguéale à la suite des fièvres graves, paraît être passée généralement inaperçue jusqu'en 1846, où la question fut reprise par Beau qui, admettant comme hors de toute discussion la chute des ongles, dit n'avoir jamais aperçu la ligne blanche semi-lunaire. Mais ce que cet auteur a bien observé et bien décrit, ce sont les sillons qui apparaissent sur les ongles à la suite des maladies aiguës et plus particulièrement à la suite de la fièvre typhoïde (1). Sur ce point la description était tellement complète que ceux qui sont venus après ont trouvé bien peu de chose à y ajouter ou à en retrancher.

Nous n'en voulons pour preuve que le mémoire de A. Vogel, sur l'état des ongles après les maladies fébriles (*Die nägel nach fieberhaften krankheiten*) (2). Mais on doit à celui-ci la connaissance d'altérations unguéales qui, moins prononcées que les sillons, n'avaient pas été observées par le médecin français ; telles sont la teinte mate des ongles, la présence d'une strie anémique ou de la ligne blanche déjà signalée par Reil.

« L'action prochaine d'un trouble nutritif sur la racine des ongles, dit Vogel, est toujours une coloration plus claire, une strie transparente qui se montre au-dessus de la lunule, comprend toute la largeur de l'ongle et croît peu à peu en avant. L'aspect que présente l'ongle sur ce point,

(1) Beau, « loc. cit. »

(2) Deutsch. Archiv., fur Klin. Medicin., Bd. VII, p. 333, 1870.

est dû en partie à une anémie partielle de la matrice, en partie à une modification dans la structure de l'ongle. En effet, on peut au moyen de la ligature du doigt faire disparaître l'anémie partielle, la matrice prend alors, même dans la partie pâle anémiée, une coloration plus rouge; mais on n'arrive pas à lui donner en ce point l'aspect rouge bleuâtre qu'elle présente dans les autres parties. Cette zone, de largeur variable, 2 à 3 millimètres environ, n'a pas de limites bien tranchées, et sa couleur se confond presque complètement avec celle de la lunule, au moins pendant la période de temps que celle-ci n'est pas dépassée ; mais elle devient très-apparente dès qu'une partie du derme sous-unguéal rouge s'interpose entre elle et la lunule. Sa couleur n'est pas complétement blanche, mais rose tendre, analogue à celle que l'on obtient chez un sujet en pressant légèrement sur le bord libre de l'ongle, de manière à vider le système capillaire du derme sous-unguéal. »

Cette strie apparaît de 4 à 6 semaines après le début de la maladie et s'avance ensuite progressivement vers le bord libre, d'après les lois connues de l'accroissement des ongles (1 millimètre par semaine, d'après Beau; 1 millimètre tous les 10 jours d'après M. L. Dufour).

C'est au pouce qu'on l'observe le plus distinctement, mais on peut également l'observer sur les autres doigts où elle est généralement moins prononcée.

Une altération moins constante, c'est une diminution de l'éclat (teinte mate) de la partie de l'ongle située en arrière de la tache anémique.« Souvent, ajoute Vogel, cette diminution de l'éclat nacré est, chez les pléthoriques, le seul signe de la préexistence d'une maladie fébrile, tandis que la strie est à peine marquée. Je n'ai pas pu observer ce phénomène singulier au-delà de trois semaines parce que d'un côté, l'usage des doigts contre les objets polis, d'un autre côté, la transformation cornée croissante des jeunes cellules, rendent à l'ongle son éclat particulier. »

Après la *strie blanche* et la *teinte mate* de l'ongle, viennent dans l'échelle des altérations symptomatiques, les sillons et la chute des ongles.

Les sillons, de même que la strie anémique et la perte de l'éclat nacré, reconnaissent pour cause le retentissement sur la sécrétion de l'ongle, de troubles survenus dans la nutrition générale, mais les sillons sont le résultat de troubles plus profonds et sont eux-mêmes d'autant plus prononcés que la nutrition a été plus compromise.

Tantôt c'est une simple dépression qu'on n'observe que sur le dos de l'ongle du pouce, placé en travers sur la ligne médiane qu'elle déborde de chaque côté sans arriver jusqu'aux bords de l'ongle. D'autres fois, au contraire, ils sont profonds et peuvent même, dans les cas de maladies graves, aller jusqu'à la solution complète de continuité.

L'ongle est plus étroit au niveau des sillons, ce que l'on reconnaît au rapprochement au niveau du sillon des stries longitudinales, lesquelles sont précisément plus marquées chez les convalescents amaigris (Vogel).

La largeur est variable et en rapport avec la durée de la maladie. Les bords sont tantôt escarpés, surtout pour l'antérieur qui marque le début brusque de la maladie ; tantôt au contraire en pente douce, ce que l'on observe surtout pour le bord supérieur à cause de la lenteur de la convalescence et le retour à la santé complète qui s'établissent graduellement.

Sur le gros orteil, après 6 ou 8 mois, toute la lésion se réduit à un bourrelet ou éminence transversale qui atteint sa plus grande élévation au milieu et s'avance toujours selon les lois de la croissance des ongles. La valeur de cette lésion est en quelque sorte diminuée par ce fait, que des actions extérieures nuisibles, des chaussures trop étroites agissant sur le gros orteil, causent aussi de légères inégalités des ongles. Mais les éminences et les sillons ainsi formés sont ordinairement unilatéraux, ou bien, si elles se présentent des deux côtés, elles ne sont pas au même niveau et ne présentent pas de caractères identiques, tandis que celles qui sont dues à des maladies fébriles sont symétriques sous tous les rapports (Vogel).

Les sillons apparaissent, de même que la strie anémique, de 4 à 6 semaines après la maladie et s'avancent ensuite progressivement vers le bord libre de l'ongle. La chute des ongles enfin, constitue le dernier degré des affections unguéales survenant à la suite des fièvres graves et plus particulièrement de la fièvre typhoïde. Par contre, Vogel affirme ne l'avoir jamais observé à la suite du typhus exanthématique, et que ses collègues de Dorpat n'avaient pas été plus heureux que lui.

A la suite de la fièvre typhoïde, dit Beau, à propos des différentes maladies sous l'influence desquelles se produisent les sillons des ongles, on doit ajouter les différentes pyrexies, les phlegmasies et toutes les affections dans lesquelles la réparation alimentaire et l'assimilation sont suspendues ou notablement diminuées, surtout quand il s'y joint de la fièvre ; les causes morales qui ont profondément influencé les fonctions digestives, l'état de couches, etc.

C'est dans l'ordre indiqué par Beau que nous classerons les observations que nous possédons.

1° *Fièvre typhoïde.* — C'est surtout dans cette maladie que Beau a observé les sillons des ongles. D'après Beau, les lésions unguéales sont très-constantes dans cette affection. De son côté, A. Vogel, en a observé trois cas ; dans un cas, il y avait des véritables sillons, dans les deux autres seulement deux stries anémiques et la perte partielle de l'éclat.

2° *Typhus exanthématique.* — Sur quinze cas de typhus exanthématique observés par Vogel, cet auteur a pu constater dans chaque cas, l'une ou l'autre des modifications dont nous venons de parler, excepté comme cela a été dit plus haut, la chute des ongles.

3° *Ictère grave.* — A côté des typhus nous plaçons l'ictère grave ou malin qui comme eux appartient à la classe des maladies infectieuses. L'influence de cette affection sur les altérations unguéales, est suffisamment démontrée par les deux observations suivantes.

Observation. I.— M. G... fut atteint, le 14 décembre 1872, d'un ictère malin. Les ongles furent dessinés le 22 avril 1873. (Voy. fig. I), soit quatre mois après le début de la maladie. Il est facile de voir, dit M. Lorain, qui nous a communiqué ces faits, que le sillon occupe le milieu de la distance entre la matrice et l'extrémité libre; Beau, a donc tort de dire que l'ongle repousse entièrement en quatre mois et demi ou cinq mois, et il faut espérer que dans beaucoup de cas cet espace est plus long et permet par conséquent de reconnaître pendant plus longtemps les maladies passées. L'interruption dans ce cas n'est pas brusque, elle va en dédolant. L'ongle s'est aminci peu à peu; l'ongle nouveau est aussi aminci et forme à son extrémité qui est détachée de l'autre une bande cornée, mince, jaune, un peu frangée, qui marque sans doute la durée de la maladie; en arrière, il y a une petite élevure ou ondulation qui marque le moment où la convalescence s'établit avec une sécrétion plus abondante.

Obs. II. — A... (fig. II), atteint le 17 septembre 1869, d'un ictère grave. Le dessin fut pris le 15 décembre, c'est-à-dire trois mois après le début de la maladie. On remarque sur l'index à cinq millimètres des la base de l'ongle un sillon large et profond, véritable solution de continuité. Le pouce présentait aussi un sillon très-marqué.

3° *Autres pyrexies. Rougeole.* — Dans ces derniers temps, dit Vogel, deux enfants qui avaient eu, huit ou dix mois auparavant la rougeole, présentaient aussi des modifications sensibles des ongles. L'un présentait sur l'ongle du pouce des deux côtés, un sillon peu profond, reconnaissable seulement au milieu, sur les autres ongles des légères stries anémiques et d'un éclat mat. Chez le deuxième il n'y avait pas du tout de sillons, mais seulement une diminution de l'éclat et une faible décoloration partielle.

Scarlatine. — M. Lorain a observé deux cas de scarlatine à la suite desquels les ongles présentaient des sillons très-marqués. (Voy. fig. III.)

4° *Phlegmasies. Pneumonies.* — On trouve consigné dans la *Gazette des Hopitaux,* 1860 le fait suivant :

Obs. III. — M. le Dr Randon (de Saint-Jean du Brual), fut atteint d'une pneumonie suraiguë du lobe inférieur du poumon droit, il entre en convalescence le 22 mai 1860, après 16 jours de maladie. Au mois de septembre, les sillons, marqués surtout sur les ongles des pouces, n'ont pas encore atteint l'extrémité libre de la lame cornée; le sillon se trouve à 12 millimètres de la matrice et l'ongle a une étendue totale de 18 millimètres.

Les sillons des autres ongles ne sont bien reconnaissables que sur ceux de l'auriculaire. Aux pieds les sillons très-reconnaissables aux gros orteils n'ont pas même atteint la moitié de la longueur de l'ongle.

Vogel cite également le cas d'une femme de 38 ans, qui avait été atteinte d'une pneumonie ave fièvre intense dix semaines auparavant ; on observait sur tous les ongles des stries anémiques très-caractéristiques aux deux pouces, des sillons distants de trois millimètres du sommet de l'ongle, tandis que les sillons n'étaient que peu marqués sur les autres ongles. Par contre, chez un vieillard de 63 ans atteint à la même époque d'une péripneumonie torpide avec fièvre médiocre, on ne peut remarquer que des ongles très-anémiques, mais pas de sillons.

Ce dernier fait montre bien l'influence de la fièvre sur la production des altérations unguéales.

Entérite cholériforme. — En 1860 (*Gazette des Hôpitaux*), M. le Dr Ménard (de Vitry-le-Français), a été à même de constater l'exactitude des faits signalés par Beau.

Obs. IV. — Un homme de 55 ans, d'une constitution robuste, est atteint dans le courant d'avril d'une entérite cholériforme assez forte pour faire craindre un instant une terminaison funeste. La guérison a lieu cependant après une durée de douze jours environ. Au mois de septembre, dit M. Menard, on remarque encore sur tous les ongles sans exception un sillon transversal occupant toute la largeur de l'ongle, sillon d'autant plus profond que l'ongle est plus gros; sur les ongles du pouce et du médius où le sillon est très-profond, il est possible de soulever la lamelle externe de l'ongle à la partie antérieure de ce sillon. Quatre mois se sont écoulés depuis l'entrée en convalescence, et les sillons ne sont encore arrivés qu'à la moitié de la distance qui sépare la matrice de l'extrémité.

Rhumatisme. — Chez un garçon âgé de six ans, dit Vogel, qui avait été atteint au milieu du mois de novembre, d'un rhumatisme articulaire aigu fébrile pendant deux mois, un de mes collègues put observer au milieu du mois de janvier 1870, sur les dix doigts, des gouttières bien marquées dans le tiers supérieur et une plus faible au pouce, contre toutes les règles.

L'observation suivante que nous empruntons à M. le Dr Ancel, (loc. cit.) put agir sur les ongles non seulement comme maladie générale, mais encore comme affection de voisinage.

Obs. V. — Un étudiant en médecine fut atteint d'un rhumatisme articulaire aigu qui nécessita un séjour au lit de deux mois de durée. Les deux genoux, l'épaule, le coude et le poignet gauches, furent le siége d'une arthrite rhumatismale intense. Les articulations du membre supérieur droit furent respectées : lorsque le malade entra en convalescence, il fut étonné de voir un sillon profond apparaître au niveau de la lunule de tous les doigts de la main gauche, tandis que les ongles de la main droite avaient conservé leurs caractères normaux. En dehors du trouble apporté à tout l'organisme, par le rhumatisme articulaire, il y a eu, dans l'arthrite envahissant les grandes articulations du membre supérieur gauche, une influence locale directe sur la production du sillon des ongles.

Parotidite suppurée. — M. Lorain a eu l'occasion d'observer un sillon profond de l'ongle du pouce à la suite de cette maladie. Il s'agit d'une femme qui fut atteinte d'une parotidite suppurée au 7 octobre 1868 ; le sillon occupait le 5 mars 1869 un point voisin du tiers antérieur de l'ongle.

5° *Affection dans lesquelles la réparation alimentaire et l'assimilation sont suspendues ou sensiblement diminuées*, M. le Dr Soufflet (de Paris), écrit la lettre suivante au rédacteur de la *Gazette des Hôpitaux* (1860).

Obs. VI.—Le 15 juillet 1869, je fus atteint d'un embarras gastrique dû, sans doute, à des excès de fatigues et de veilles qui avaient amené l'épuisement des forces; cet état, combattu par les moyens ordinaires, fut suivi pendant un mois d'une telle prostration, qu'on craignit de de me voir succomber à une dyspepsie des plus rebelles, liée à un état chronique de l'organe respiratoire. Telle était la crainte de mon confrère et ami M. Richard. Enfin, les fonctions digestives se ranimèrent dans les premiers jours de septembre, je revins à la santé : je remarquai alors à l'origine de chaque ongle, surtout aux pouces, un sillon transversal, déprimé, intéressant presque toute l'épaisseur de l'ongle et plus enfoncé au centre. Dans ce point, se détachaient en avant des petites lamelles. Pour abréger l'observation : le 14 novembre, ce sillon atteignait la limite postérieure du deuxième tiers de l'ongle; vers la fin de janvier, il entrait dans le tiers antérieur, et c'est entre le 4 et le 12 avril 1860 que, successivement, chaque sillon disparut sous les ciseaux au niveau du bord libre de l'ongle.

6° *Causes morales.* — Parmi les causes des altérations

unguéales, Beau, range encore les causes morales qui ont profondément influencé les fonctions digestives, Vogel dit n'avoir jamais observé des altérations produites par cette cause et il pense, que sur ce point, le meilleur terrain d'exploration seraient les prisons.

Nous croyons pouvoir, comme exemple de sillon, dû à l'inquiétude et à l'excès de travail qui précède un concours produire l'observation suivante prise sur lui-même par un de nos amis aujourd'hui interne à Bicêtre.

Obs. VII. — M. X., concurrent à l'internat, vit apparaître quelques jours après la composition écrite, un sillon transversal à la racine de tous les ongles des mains, sillon surtout très-manifeste à l'index gauche, puis au pouce droit : On pouvait constater une dépression très-manifeste à la vue et au toucher. Les autres doigts présentaient des sillons moins marqués, quelques-uns même n'en présentaient pas; mais on pouvait observer une différence très-manifeste dans l'appparence de l'ongle, qui présentait une trace dépolie de même forme et de même largeur que les sillons.

Voici un autre fait qui nous semble pouvoir être rattaché à la même cause ; aux influences morales.

Obs. VIII. — Le 14 avril 1875, entre à la Pitié, salle Notre-Dame, service de M. le professeur Lorain, la nommée D... domestique, âgée de 26 ans. Elle est primipare, et accouche sans accidents, le 18 avril, d'un enfant à terme et bien portant. Cette femme nous raconte que jusqu'au sixième mois de sa grossesse, qui du reste a été très-régulière, elle se trouvait tranquille et heureuse; mais qu'à cette époque, obligée de quitter la place qu'elle occupait, elle resta un mois au bureau de placement, mal nourrie, seule, abandonnée de ses parents et leur cachant sa grossesse. Aujourd'hui 20 avril, en examinant les ongles, nous constatons l'existence d'un sillon aux ongles de tous les doigts sans exception. Ce sillon, est peu marqué aux ongles du pouce, très-marqué aux autres ongles et est situé à une distance de quatre millimètres de la base de l'ongle; ils sont par conséquent complètement indépendants de l'accouchement et ne peuvent être attribués qu'à la cause qui nous occupe ici.

7° La dernière cause, enfin, des sillons unguéaux signalée

par Beau, est l'état de couches pur et simple. Il n'est pas nécessaire, dit-il, qu'il soit suivi de maladies sérieuses. Les quelques jours d'allaitement et de diète qui suivent l'accouchement suffisent souvent pour laisser des traces sur les ongles. Cette assertion de Beau est contredite d'une manière très-formelle par A. Vogel qui dit, avoir interrogé à ce point de vue nombre de femmes très-intelligentes, très-attentives, consulté des accoucheurs et des sages-femmes ; la réponse qu'on lui a faite a toujours été négative et je suis obligé, dit-il, de contredire formellement, au moins pour ce qui concerne la population de notre ville, les assertions concernant les couches. Cependant, nous pouvons affirmer que plus d'une fois nous avons pu observer sous la direction de notre excellent maître M. Lorain, les sillons signalés par Beau à la suite de couches. En voici du reste deux observations.

M. le Dr Ménard (de Vitry-le-François) a communiqué à la *Gazette des Hôpitaux* de 1860, le fait suivant :

Obs. IX. — Une femme accouchée le 18 mars après un travail qui a duré trente-six heures, mais dont les suites de couches furent très-heureuses, présente aujourd'hui, 9 septembre, un sillon transversal très-prononcé sur les ongles des pouces et des index. Ces sillons sont arrivés à la partie moyenne de l'ongle seulement. M. Ménard a recherché ces sillons sur les orteils, mais là, ce phénomène était bien moins marqué et à peine visible.

Obs. X. — Au mois de février dernier, entre au service de M. Lorain, la nommée J..., 18 ans, polisseuse. Elle est d'une bonne constitution et n'a jamais fait de maladies graves; elle entre au service pour se faire soigner d'une légère métrite, suite de couches.

Après une grossesse très-régulière, elle accoucha le 6 septembre 1874, et le seul accident qui se produisit fut une hémorrhagie assez considérable, qui fut arrêtée au moyen de la glace. En examinant ses ongles, on ne trouve ni incurvation, ni changement de coloration, ils sont seulement un peu minces; les ongles du pouce présentent tout près de leur bord libre, un sillon fortement accusé qui occupe toute la largeur de l'organe à ce niveau, on peut facilement le sentir par le toucher, et apprécier sa profondeur en regardant le doigt de profil.

Dans cette observation, les altérations unguéales doivent évidemment être attribuées en partie au moins à l'hémorrhagie qui suivit l'accouchement.

De ce qui précède, nous croyons pouvoir conclure, que les affections fébriles et en général les affections qui compromettent pendant un certain temps la nutrition générale, donnent lieu à des altérations unguéales caractéristiques ; que ces altérations sont constantes dans le typhus exanthématique (Vogel), constantes ou à peu près constantes dans la fièvre typhoïde (Beau), et d'une fréquence variable après les autres pyrexies, les phlegmasies, l'embarras gastrique, l'accouchement et les émotions morales.

La strie anémique, la perte de l'éclat nacré et les sillons, ne sont pas les seules altérations dont les ongles peuvent être atteints. Contrairement à la loi de Beau que nous avons cité plus haut, et d'après laquelle la vitesse d'accroissement serait la même dans l'état de santé que dans l'état de maladie, plusieurs observations démontrent que cette vitesse d'accroissement est souvent diminuée dans la convalescence des maladies aiguës.

Dans l'observation du Dr Soufflet, les sillons qui auraient dû, d'après Beau, disparaître au bout de 5 mois ; d'après Dufour, au bout de 124 à 138 jours, n'ont disparu qu'après huit mois et demi, si l'on compte à partir du début de la maladie, et au bout de sept mois si l'on compte à partir du moment où ils sont devenus apparents. Dans l'observation de M. le Dr Randon, les sillons au bout de quatre mois n'avaient encore atteint que les deux tiers de la partie découverte de l'ongle, 12 millimètres sur 18 millimètres. On trouvera des exceptions analogues dans la plus grande partie des observations que nous produisons plus haut.

Par contre, Beau paraît avoir considérablement exagéré en la portant à 96 semaines ou deux ans, la période d'évolution totale de l'ongle du gros orteil. D'après des observations faites sur lui-même et sur d'autres convalescents, du typhus exanthématique, A, Vogel, a trouvé qu'il n'avait jamais fallu plus de 40 à 70 semaines pour voir disparaître les dernières traces soit des sillons, soit des ecchymoses traumatiques et il résume les résultats obtenus par la mensuration dans le tableau suivant :

OBSERVATIONS	Semaines écoulées depuis le typhus.	Longueur de l'ongle du gros orteil.		Marques typhiques des gros orteils	
		gauche	droit	gauche	droit
1.....	..... 37	.. 19mm	.. 18mm	.. 13 mm	... 12mm
2.....	..... 44	.. 16 ..	.. 18 ..	.. 11 ..	... 13
3.....	..... 36	—	.. 17 ..	.. — ..	... 15
4.....	..... 37	.. 16 ..	.. 16 ..	. 8 1/2 .	.. 8 1/2
5.....	..... 40	.. 15 ..	.. 15 ..	.. 12 ..	... 12

Ces données étant acquises, il nous sera facile d'en tirer les déductions pratiques, soit au point de vue du diagnostic rétrospectif, soit au point de vue médico-légal.

1° L'existence d'une strie anémique semi-lunaire, de la perte de l'éclat nacré ou d'un sillon sur un ou plusieurs ongles, indiquera toujours l'existence d'une maladie antérieure, ou, plus généralement, d'un trouble sérieux survenu dans la nutrition générale.

2° La distance à laquelle ce sillon se trouvera du bord postérieur de l'ongle, indiquera d'une manière plus ou moins *approximative*, l'époque à laquelle est survenue l'affection. Il suffira pour faire le calcul, de compter une semaine (Beau), 10 jours (Dufour), par millimètre. Il ne faudra pas oublier que le bord postérieur de l'ongle du pouce se trouve à 3 millimètres et celui du gros orteil à 5 millimètres en arrière du pli sus-unguéal.

S'il y a plusieurs maladies, on les connaîtra au nombre des sillons. On connaîtra également l'intervalle qui les aura séparées (Beau).

3° La profondeur du sillon indiquera l'intensité de la maladie. L'escarpement du bord antérieur, son début brusque et enfin, le plus ou moins d'obliquité du bord postérieur, la lenteur ou la rapidité de la convalescence.

4° La largeur du sillon enfin, indiquera la longueur de la maladie.

Mais, disons-le, il ne faut pas attribuer à ces déductions plus de valeur rigoureuse qu'elles n'en comportent, et avant de conclure, il faudra se montrer très-prudent. Cette prudence s'impose surtout en médecine légale, lorsqu'on voudra chercher dans l'examen des ongles des signes de présomption de la préexistence d'une maladie ou d'un accouchement clandestin.

Maladies chroniques.

Parmi les maladies chroniques, celle dont l'influence sur les déformations unguéales est sans contredit la mieux connue et la plus fréquente, c'est la phthisie. Le recourbement des ongles dans cette maladie est déjà signalé par Hippocrate, *in coacis* (aph. 431, *de Pleuritide*, etc.), qui s'exprime ainsi qu'il suit :

« Purulenti qui ex pleuritide aut peripneumonia hujus » modi sunt, febres habent interdiu leves, de nocte for- » tiores, ac nihil expuunt commemorabile, sudant circa » collum et jugulum, cavantur oculi, malæ rubent, manuum » vere extimi calent digiti, et exasperantur, *ungues adunci* » *fiunt*, pedes refrigerantur et tument, pustulæ toto erum-

» punt corpore, cibos jubent facescere, atque hæc suppu-
» rati signa sunt inveterati. »

Cette déformation se trouve encore mentionnée, plutôt que décrite, par Arétée de Cappadoce, qui ne fait que répéter Hippocrate ; par Duret, qui compare les ongles à des griffes ; par Sauvages, qui écrit que ces ongles s'incurvent, *ungues curvantur*.

M. Double, le premier, donne une bonne description des ongles hippocratiques, dans un mémoire inséré au 33e vol. du *Journal général de Médecine*, p. 397, et intitulé : *Considérations séméiotiques sur les ongles.* M. Patissier (art. Ongles, du Dict. des sciences méd., vol. 37, p. 334), s'étonne à bon droit « qu'un auteur moderne qui a écrit sur la pathologie générale, prétende que le recourbement des ongles, signalé par Hippocrate dans la phthisie pulmonaire, ne se remarque plus aujourd'hui. »

Ce signe est complètement passé sous silence par Plenck, par Jardon dans sa thèse inaugurale et même par Laënnec, Louis et Andral.

« Ce silence est un fait remarquable, dit M. Vernois, à propos de ces derniers auteurs, et montre qu'à mesure que l'observation devient plus rigoureuse, les auteurs s'abstiennent d'enregistrer les symptômes d'une maladie qu'ils n'ont pas eux-mêmes bien observée, et sur lesquels il reste du doute dans leur esprit. » (*Loc. cit.*, p. 34.)

En 1832, parut le remarquable mémoire de Pigeaux sur *l'Etiologie, la symptomatologie et le mécanisme du développement fusiforme de l'extrémité des doigts* (Archiv. générales de méd., t. 29, p. 174).

Deux ans après, en 1834, Trousseau publiait, dans son journal, une note intitulée : « *De la forme hippocratique des doigts des tuberculeux.* »

Enfin, en 1839, paraissait dans les *Archives gén. de méd.*, t. VI, le mémoire de M. Vernois, sur les *diverses circonstances qui semblent, pendant le cours des maladies, déterminer la forme recourbée des ongles.*

Le mémoire de M. Vernois clôt la série des travaux importants sur ce sujet.

Le recourbement des ongles se fait dans le sens de la longueur de cet organe ; la lame cornée, au lieu de rester rectiligne, se recourbe en décrivant une courbe à concavité inférieure, si bien que l'ongle prend la forme d'une griffe dès qu'il a dépassé l'extrémité de la pulpe du doigt. Cette déformation peut rester limitée à l'ongle sans qu'il se produise aucun changement dans la forme de la phalange qui le supporte. D'autres fois, au contraire, à cette incurvation réelle de l'ongle vient s'ajouter une *incurvation apparente;* nous croyons pouvoir ainsi désigner l'illusion qui résulte du développement de la dernière phalange et sur laquelle, avec raison, M. Pigeaux a beaucoup insisté; ce développement fusiforme commence à partir de la dernière articulation phalangienne, le doigt augmente de volume jusqu'au niveau de la base de l'ongle ; à partir de ce moment, il s'effile en cône jusqu'à son extrémité, aussi bien sur sa face dorsale que sur sa face palmaire, d'où il suit que l'ongle se trouve nécessairement incliné à partir de sa base jusqu'à son extrémité libre, de haut en bas et d'arrière en avant : pour cette partie de la déformation, le mot *inclinaison* serait donc plus juste que celui d'incurvation. Ce développement considérable de la dernière phalange, contraste d'une manière frappante avec la maigreur de la main chez les phthisiques.

Le recourbement est plus ou moins prononcé, il débute par l'index et le pouce auxquels il reste souvent limité, d'autres fois il s'étend à plusieurs doigts et même a tous. Lorsque les trois premiers doigts d'une main présentent cet état pathologique, les deux premiers de l'autre ne tardent pas à se tuméfier, si le développement n'a pas été simultané dans les deux membres, ce qui n'est pas le cas le plus ordinaire (Pigeaux).

Cet état fusiforme de l'extrémité des doigts serait caractérisé, anatomiquement, d'après M. Pigeaux, par l'infiltration d'une sérosité plus ou moins teinte de sang dans la pulpe du doigt. La phalange n'a subi aucune augmentation de volume, et elle n'est altérée ni dans sa forme, ni dans ses rapports, ni dans sa consistance. Le tissu lamineux situé à la base et sous la racine de l'ongle s'est hypertrophié ; le tissu graisseux prédomine surtout à la face palmaire. La peau paraît un peu plus épaisse qu'à l'état normal. L'ongle séparé du doigt paraît peu recourbé ; on voit distinctement l'influence de l'élévation de la racine sur le recourbement du bord libre. La présence de la pulpe des doigts, la prédominance du tissu cellulaire paraissent les causes principales qui bornent cette affection à la troisième phalange. La consistance plus considérable de la pulpe des orteils, la brièveté de la troisième phalange rendent au pied cette disposition plus rare.

Il nous reste maintenant à indiquer la valeur séméiotique de cette déformation.

Trousseau (loc. cit.) était arrivé aux conclusions suivantes :

a. La forme hippocratique des doigts est presque exclusivement propre aux tuberculeux.

b. Tous les tuberculeux n'ont pas la main hippocratique ; mais tous ceux qui ont la main hippocratique sont tuberculeux, à très-peu d'exception près.

c. Chez un individu tuberculeux, la forme hippocratique des doigts est d'autant plus prononcée, que la maladie dure depuis longtemps.

Les conclusions de Trousseau se trouvent en très-grande partie confirmées par les statistiques de Pigeaux et de M. Vernois. Sur 200 phthisiques examinés par Pigeaux, 167 présentaient la déformation hippocratique. M. Vernois l'a observée 70 fois sur 78 phthisiques ou scrofuleux. M. Pigeaux ajoute, il est vrai, qu'on le rencontre dans le dixième des cas dans les autres affections en général et dans le tiers des cas chez les individus amaigris, si l'on faisait abstraction des lésions organiques dont ils étaient atteints. De son côté, M. Vernois examine 276 malades pris au hasard dans les hôpitaux de Paris pendant les années 1834, 1835 et 1836, et il arrive aux résultats suivants :

Sur ces 276 malades, 188 avaient les ongles normaux et 88, les ongles recourbés, c'est-à-dire, que la proportion des ongles recourbés aux ongles normaux était de 1 à 3,13.

Sur les 88 cas d'ongles recourbés, on trouve par odre de fréquence :

Scrofule.....................	32
Phthisie pulmonaire..........	28
Péritonite tuberculeuse........	3
Méningite tuberculeuse........	1
Engorgement tuberculeux du foie	1
Tubercules du médiastin.......	1
Pneumonie et tubercules......	4
	70

Soit 70 cas d'affections tuberculeuses ou scrofuleuses sur 88.

En ajoutant une légère variante à la loi de Trousseau, on peut dire, que presque tous ceux qui ont la main hippocratique sont tuberculeux ou scrofuleux à peu d'exception près, dans la proportion de 79,5 p. 100.

Sur les 188 cas d'ongles normaux ou non recourbés, on trouve 8 tubercules pulmonaires:

Maladies aiguës..........	97
— chroniques......	91

C'est-à-dire que les tuberculeux non atteints de déformation hippocratique des ongles seraient vis-à-vis des autres sujets dans la proportion de 5 p. 100 environ.

Sur les 18 cas d'ongles recourbés sans phthisie ni scrofule, on trouve :

Métrite chronique	1 cas.
Entérite —	—
Perte utérine..............	—
Chlorose................	4
Cancer de l'estomac......	1
Autres affections.........	10
	18

On remarquera le chiffre relativement très-élevé de la chlorose.

M. Vernois est muet sur les affections cardiaques, et cependant il avait lu le mémoire de M. Pigeaux dont il donne une très-bonne analyse, il signale même le passage où ce dernier insiste sur le rôle que, d'après lui, jouent dans le mécanisme de la déformation les troubles de l'hématose et de la circulation. Or, sur 17 cas de déformation sans tubercules, Pigeaux a trouvé :

Affections organiques du cœur	9
Emphysème.......................	4
Asthme avec catarrhe chronique....	2
	15

En d'autres termes, 15 fois sur 17 la déformation hippocratique reconnaissait pour cause un obstacle bien marqué à la circulation générale, et 9 fois plus spécialement une affection organique du cœur. C'est donc évidemment aux hasards de la clinique, que M. Vernois doit de n'avoir observé une fois les troubles de la circulation générale.

A quelle époque de la maladie se produit la déformation hippocratique des doigts chez les phthisiques ?

Pour Double, au premier degré de la phthisie, les ongles perdent de leur consistance et deviennent pâles, ce qui annonce déjà le commencement du défaut de nutrition ; plus tard les ongles, comme les chairs acquièrent une aridité qui les dessèche et les contracte ; enfin, ce ne serait qu'au dernier degré qu'ils se recourberaient et deviendraient arqués.

La déformation est loin de marcher toujours avec cette régularité ; la déformation existe souvent avant les tubercules, ou du moins avant que ceux-ci puissent être constatés au moyen de l'exploration physique ; elle constitue alors un signe prodromique dont Pigeaux estime tellement la valeur, qu'il n'hésite pas à dire que, chez la femme, il est moins grave d'avoir eu une ou deux hémoptysies, même de plusieurs onces, que de présenter cette déformation.

La déformation s'accentue avec les progrès de la maladie.

Les femmes présentent cette altération morbide plus souvent que les hommes, environ trois fois plus communément ; c'est entre 10 et 30 ans que ce symptôme se remarque le plus souvent ; de 30 à 70 ans, ce fait devient très-rare, se montre souvent avec les caractères du tempérament lymphatique, c'est-à-dire, peau blanche, fine et anémique, yeux bleus ou bruns, cils longs, sclérotiques bleuâtres, muscles faibles (Vernois).

On a tenté d'expliquer de diverses manières le processus qui précède la déformation hippocratique des ongles.

Pour Double, elle serait due au défaut de nutrition de l'extrémité des doigts, au dessèchement et à la rétraction de l'ongle, aussi bien que des chairs. Cette opinion reste en opposition complète avec ce que l'on sait de la forme en fuseau ou en baguette de tambour de la dernière phalange.

Pour M. Pigeaux, au contraire, la cause résiderait dans un vice de l'hématose qui occasionnerait un gonflement œdémateux de l'extrémité des doigts, et surtout de la pulpe de ces parties; l'ongle en totalité se trouverait mécaniquement repoussé ; sa racine soulevée ferait basculer et, par suite, recourber son bord libre qui simule alors une griffe d'animal. Cette interprétation n'explique qu'une partie du phénomène, l'*incurvation apparente* de l'ongle. L'observation rigoureuse des faits prouve, au contraire, que l'incurvation réelle est souvent indépendante de la disposition fusiforme ou en baguette de tambour de la dernière phalange. Dans l'observation suivante l'extrémité de l'index et du pouce, au lieu de présenter la forme d'un fuseau, présente au contraire la forme d'un cône. Et cependant il s'agit d'un malade atteint d'affection cardiaque avec emphysème et tubercules, condition des plus favorables pour produire la disposition fusiforme d'après la théorie de M. Pigeaux. Voici cette observation qui nous a été communiquée par M. Lorain.

Obs. XI. — Jean Laubier, occupe le n° 21 de la salle Saint-Michel, (Pitié). Cet homme a maigri considérablement depuis six mois, il a une apparence d'ailleurs assez misérable : il est maigre et l'acné rosacea qu'il a sur le nez indique des habitudes alcooliques invétérées ; la face antérieure du thorax est un peu globuleuse, les creux sus et sous-claviculaires sont effacés, ce qui avec la résonnance tympanique indique de l'emphysème. Il est facilement essoufflé depuis quatre ans et crache des petits filets de sang.

Le cœur présente un bruit de souffle au premier temps et à la pointe. Il avait, à son entrée, un peu d'œdème des membres inférieurs.

En percutant la poitrine, on trouve : Une sonorité normale en avant et même un peu exagérée; en arrière, submatité dans la fosse sus-épineuse du côté droit. A l'auscultation : respiration fréquente, rude, saccadée; dans la fosse sus-épineuse, à droite, on entend une respiration caverneuse assez lointaine. Absence de râles dans l'étendue des deux poumons. Pectoriloquie peu marquée. (Voy. fig. IV, représentant le pouce de la main gauche de ce malade.)

Parmi les autres affections générales chroniques susceptibles de produire des déformations unguéales, autres que l'incurvation, nous signalerons le scorbut, la chlorose, la pellagre, le diabète et surtout la syphilis.

1° *Scorbut.* — D'après M. Lélut, on observe quelquefois, dans cette maladie, mais non constamment, un état mou et cartilagineux des ongles, leurs racines sont ébranlées et quelquefois elles tombent (Thèse de Ancel).

2° *Chlorose.* — Les ongles participent, dans la chlorose, à la décoloration générale des téguments. Niemann, cité par Double, parle d'une jeune fille chlorotique atteinte de dysménorrhée, chez laquelle les ongles étaient ramollis et avaient pris un aspect dégoûtant. L'emploi des martiaux fit complètement justice de cette altération en même temps que de la dysménorrhée.

3° *Pellagre.* — D'après Th. Roussel (*Traité de la pellagre;* Paris, 1866), les ongles ne sont jamais altérés dans la pellagre et du fait de la pellagre même. Les cbservations d'incurvation des ongles, d'état rugueux et de déformation de ces organes dans les affections désignées sous le nom de mal d'Arousets, de mal de la Rosa, ne sont autre chose que des eczémas ou des psoriasis *unguium*, tantôt confondus à tort, tantôt coïncidant avec la pellagre.

4° *Syphilis*. — Nous n'avons pas à parler ici de diverses espèces d'onyxis syphilitique. C'est là de la pathologie des ongles, et non pas de la séméiotique. Mais nous croyons devoir retenir, comme faisant partie de notre sujet, ce que les auteurs ont désigné sous le nom d'*onglade sèche*, et Lélut sous le nom si juste d'*alopécie unguéale*. Dans cette affection, en effet, il n'y a ni inflammation, ni ulcération, ni douleur. Rien ne révèle sa nature que les commémoratifs. « Tantôt dit M. Cazenave, dans son Traité des syphilides, l'ongle piqueté dans divers points devient grisâtre, sec et cassant à son extrémité libre, tantôt, indépendamment de cette altération, il s'épaissit dans les deux tiers de son étendue, il devient opaque, chagriné, sa surface exfoliée est rugueuse, inégale, et, chose remarquable, il y a ordinairement une ligne de démarcation bien tranchée qui sépare cette partie malade de la partie saine, représentée habituellement par une surface qui commence un peu au delà de la lunule, surface où l'ongle conserve son éclat, son poli, sa couleur. Dans quelques cas cependant, l'altération de structure est générale, et l'ongle est converti en une production cornée, sèche, grisâtre, chagrinée, très-friable. Cette forme, qui était bien connue des anciens, est très-commune : il est même rare qu'une syphilis existe depuis longtemps sans que les ongles du malade soient plus ou moins altérés. Elle est toujours secondaire. C'est quelquefois le seul symptôme qui traduise une syphilis constitutionnelle. »

Évidemment il s'agit dans la description de M. Cazenave, bien moins de deux variétés que de deux phases de l'affection symptomatique de l'ongle. Dans la première, lorsque l'ongle altéré en avant est séparé en arrière par une ligne de démarcation bien tranchée, la partie récemment sécrétée de l'ongle est normale et pousse en avant d'elle la partie malade; dans la seconde, au contraire, la matrice de l'ongle est encore dans un état morbide et l'ongle déformé dans toute son étendue. Quant à la fréquence de cette altération, la plupart des syphiliographes admettent qu'elle est moins grande que ne le pensait M. Cazenave.

« C'est au même genre d'altération, dit-il encore, qu'il faut rapporter une forme plus rare et plus curieuse encore, celle de la chute des ongles sans inflammation appréciable de la peau sans altération préalable de l'ongle lui-même. Elle a été signalée par plusieurs auteurs, et surtout par M. Brasavole, qui l'a rapprochée de la chute des dents occasionnée par la syphilis; par Hunter et par Cullerier oncle. dans le *Dictionnaire des sciences médicales* (Article *Syphilis*). »

Diabète sucré. — Avant le Mémoire de M. Magitot sur l'*osteo-périostite alvéolo-dentaire* (*gingivite expulsive* de Marchal de Calvi), la chute des dents, dans la glycosurie, était à peu près méconnue. Et cependant aujourd'hui tout le monde en admet la fréquence relative. En serait-il de même de la chute des ongles, signalée pour la première fois par M. le docteur Folet? Quoi qu'il en soit, nous reproduisons la note communiquée par lui à la Société médicale de Lille, et que nons empruntons à la *Gazette hebdomadaire* (1874).

« Une dame de vingt-six ans ayant les apparences d'une santé florissante, mais sujette à des troubles digestifs, à des vertiges, se plaint de perdre successivement les ongles des mains et des pieds. « On voyait à leur place, dit M. Folet, le derme sous-unguéal, recouvert d'un épiderme fin, rosé, nullement altéré. Pas de traces d'ulcération, ni d'inflammation dans la matrice ni au pourtour de l'ongle. » Celui-ci commence par se soulever à l'extrémité du doigt, puis bascule sur sa racine et tombe sans produire la moindre douleur, sans donner lieu à aucun signe d'inflammation. La malade ayant déclaré que son père avait présenté les mêmes phénomènes et que, dix-huit mois après, on avait constaté chez lui l'existence d'un diabète sucré, on fit l'inspection de ses propres urines, et l'on y trouva 6 grammes de sucre par litre.

« On n'a pas manqué de demander à M. Folet si sa cliente n'était pas suspecte de syphilis. Un examen attentif et les résultats de l'interrogatoire écartent cette supposition. Et, d'ailleurs, l'onyxis syphilitique a des caractères spéciaux et une marche que l'on ne trouve pas ici. Les ongles, chez la cliente de M. Folet, tombent bien de la même manière qu'ils tombent souvent chez les syphilitiques, c'est-à-dire en se soulevant à leur extrémité libre, et l'on peut même ajouter que, dans les cas de syphilis, l'ongle, une fois tombé, la surface dénudée peut prendre assez rapidement cet aspect lisse, rosé, exempt de tout signe d'inflammation, que notre confrère a décrit. Mais l'ongle du syphilitique, quand il va se détacher, se ternit, se plisse, devient rugueux, se déforme à son pourtour et souvent se recourbe sur la face palmaire ; et ces changements sont en rapport avec une altération de la matrice unguéale, qui s'accuse par de la sensibilité, de la rougeur, souvent de la suppuration, en un mot par la tourniole spécifique. Or, M. Folet a assisté à la chute de plusieurs ongles chez sa malade, et c'est du commencement à la fin du travail que les signes de phlegmasie font défaut, comme aussi il ne paraît pas que les ongles eux-mêmes subissent d'altérations ni de déformation sensibles.

« Ce sont là des accidents de consomption analogues à ceux qu'on observe quelquefois, ainsi que l'a fait remarquer M. Wannebroucq, à la suite des fièvres graves. Si l'on ne voit pas alors les ongles tomber, on les voit au moins se déformer et devenir cassants sur leurs bords libres, de telle sorte qu'ils n'arrivent pas jusqu'à l'extrémité du doigt. On rencontre aussi ce phénomène chez certains herpétiques, et il est probable que, dans ces cas, la matrice unguéale a subi l'influence de la diathèse. Mais la malade de Lille n'avait pas une fièvre grave ; sa santé, nous l'avons dit, était excellente, sauf le diabète et quelques accidents dyspeptiques sans doute consécutifs. Il y a donc lieu de tenir grand compte quant à présent de cette circonstance importante dans l'explication des phénomènes présentés par le système unguéal ; ceux-ci devraient sans doute être rattachés à l'ensemble de ces phénomènes cachectiques qu'on rencontre si fréquemment chez les diabétiques, notamment la cataracte, et plus spécialement encore ceux qui affectent la surface de la peau, comme le lichen, l'herpès et le prurigo. »

Nous avons cru intéressant de reproduire cette note, telle que nous l'avons trouvée consignée dans la *Gazette hebdomadaire*. A présent que l'attention est éveillée sur ce point, il est possible qu'on observe des faits semblables. Nous dirons seulement que la chute des ongles chez les syphilitiques peut se produire, comme nous l'avons vu plus haut, sans qu'il y ait des signes de phlegmasie préalable et sans que la lame cornée subisse la moindre altération.

Altérations par troubles de la circulation.

A. *Circulation générale.* — Nous avons déjà étudié les altérations unguéales dans les affections organiques du cœur, lorsque nous avons parlé des ongles hippocratiques, nous n'avons pas à y revenir.

Mais il nous reste à signaler les altérations qu'on observe dans une maladie plus rare, nous voulons parler de la *cyanose*. Elles ne manquent pas, du reste, d'analogie avec celles produites par les altérations organiques du cœur.

M. H. Gintrac, dans l'article *cyanose* du *Dictionnaire de méd. et de chirur. pratiques* dit : les doigts offrent une conformation spéciale digne de l'attention des observateurs ; ils sont ordinairement allongés, tuméfiés à leur derniere phalange, de sorte qu'ils présentent une extrémité renflée, arrondie, en forme de baguette de tambour. Les *ongles* sont longs, larges, épais et recourbés ; leur couleur est violacée.

Dans deux cas de persistance du trou de Botal, observés par M. Lorain, et dont nous possédons les dessins, cette déformation se trouve parfaitement caractérisée. Le premier appartient à un homme adulte, le second à un enfant de 5 ans. (Voir fig. VI et VII).

On trouve dans la thèse de M. Ancel la relation de deux cas analogues. Nous croyons devoir reproduire le suivant cemmuniqué à l'auteur par M. le professeur Vulpian :

Obs. XII.—« La nommée Piolot (Antoinette), âgée de cinquante ans, fait remonter le début de sa maladie à une époque très-éloignée; elle raconte que depuis quinze ans elle éprouve des palpitations, mais ce n'est que depuis trois ans qu'elle est malade au point de ne plus pouvoir travailler. La face est cyanosée, bleuâtre; les mains et les pieds ont une teinte foncée presque noirâtre : œdème considérable des extrémités inférieures; souffle fort immédiatement après le premier temps, prolongé pendant une grande partie du petit silence; son maximum est vers la base, et il se prolonge en s'affaiblissant sur le trajet de l'aorte. A l'entrée de la malade, la respiration est normale; plus tard il survient de l'oppression, de la toux et des accès de suffocation. La nutrition ne présente aucun trouble notable. Deux mois avant sa mort, cette femme a présenté une plaque ecchymotique survenue spontanément sur l'épaule gauche, et qui paraissait être due à de petites thromboses des veines sous-cutanées.

Chez cette malade, les extrémités des doigts sont fortement cyanosées; elles présentent à un degré très-marqué la déformation en massue, plus tard elles sont le siége d'un œdème considérable. Les orteils noirâtres et œdématiés présentent également des extrémités en massue; la lame cornée des ongles présente une forme qui rappelle en tous points celle des ongles hippocratiques; ce qui frappe surtout, c'est sa coloration noire uniforme qui ne permet plus de distinguer la lunule. L'ongle est un peu aminci; il présente des sillons longitudinaux plus prononcés qu'à l'état normal. »

Le diagnostic de persistance du trou de Botal, avec rétrécissement de l'orifice pulmonaire, qui avait été porté par M Vulpian, fut complètement confirmé par l'autopsie.

Dans le second eas rapporté qar M. Ancel (enfant de huit ans), on avait remarqué que l'accroissement des ongles était assez rapide et que leur section s'accompagnait de vives douleurs.

Pour terminer ce qui se rapporte aux troubles de la circulation générale, nous dirons, que les ongles deviennent bleuâtres ou livides dans le choléra et dans le frisson de la fièvre intermittente.

B. *Circulation locale.* — Les irritations locales, et par irritations locales nous comprenons les irritations des tissus qui occupent la matrice de l'ongle ou les tissus voisins, produisent des hypertrophies partielles de l'ongle, qui se traduisent sous la forme de bourrelets et qui ont été pour la première fois signalés et décrits par M. Jardon dans sa thèse inaugurale (Paris 1836). Ces reliefs peuvent être considérés comme le premier degré de l'onycogriphose, de ces énormes hypertrophies qui s'observent chez les vieillards à la suite d'irritations chroniques du lit de l'ongle. Ces bourrelets demi-circulaires sont curvilignes comme les sillons, ils se produisent au niveau de la partie postérieure de l'ongle et s'avancent ensuite progressivement jusqu'à leur extrémité. « Ils tiennent bien évidemment, dit M. Jardon, à une perturbation momentanée de l'organe formateur, car leur apparition suit toujours, comme j'ai pu le remarquer sur moi-même, une *marche forcée,* une contusion sur la base de l'ongle, la gêne extrême et par suite la congestion, que produisent aux pieds les chaussures trop étroites mises une première fois. »

Des bourrelets analogues peuvent être observés aux doigts à la suite du panaris superficiel de la dernière phalange ou *tourniole* comme le démontre le fait suivant observé sur lui-même par M. L. Dufour (loc. cit).

Obs. XIII.— En septembre 1845, dit-il, le pouce gauche fut atteint d'un panaris qui exigea le traitement applicable à ce genre d'affection : cataplasmes, bains émollients. L'ongle fut momentanément un peu déformé. Je tâchai cependant de profiter de la circonstance pour mesurer la vitesse d'accroissement. Trois observations de vitesse me donnèrent : 1^{mm} 61, 1^{mm} 64 et 1^{m} 53. Quoique les mesures n'eussent pas la sûreté que comporte un ongle sain, je crois cependant que la grande différence en plus que présente cette vitesse relativement à la moyenne, ne peut pas être due seulement aux erreurs d'observation. Pendant les mois qui suivirent le panaris, l'ongle offrit un bourrelet très-prononcé qui apparut à sa base et se conserva parfaitement net jusqu'à disparition à l'extrémité opposée. Pendant ce temps, qui succéda à la convalescence (décembre 1865 et janvier 1866), la vitesse fut trouvée de 0^{m} 76 (moyenne de trois déterminations). Cette valeur se trouve bien plus faible que la moyenne normale. Ces deux résul tats très-opposés, — vitesse plus grande d'accroissement pendant le panaris et vitesse plus faible après la convalescence, sont-ils un hasard ou une conséquence naturelle du phénomène pathologique?

Sans insister sur la diminution de la vitesse d'accroissement à la suite de la convalescence, nous ferons remarquer l'hypertrophie en longueur qui accompagna l'hypertrophie en épaisseur pendant toute la période d'irritation.

Cette hypertrophie en longueur, cette augmentation dans la vitesse d'accroissement existe également dans les cas d'irritation de voisinage. Elle fut signalée pour la première fois en 1842 par Guenther, dans une note envoyée par lui à la *Gazette des hôpitaux*, ayant pour titre : *Nouveau signe de la consolidation des os dans les fractures des membres.* D'après Guenther, s'appuyant sur des observations réitérées, les ongles des orteils ou des doigts correspondants, cessent de croître à partir du moment de la production d'une fracture jusqu'à l'époque de la consolidation. Nié par Malgaigne qui prétendit que le chirurgien Saxon avait été la dupe de son imagination ou de son malade. Le signe innidiqué par Guenther fut plusieurs fois constaté par MM. Broca et Duplay; ce dernier put confirmer la réalité par l'observation suivante, que nous trouvons consignée dans la thèse de M. Ancel, et qui est du plus haut intérêt :

Obs. XIV. — Fracture de l'avant bras gauche; retard considérable dans la consolidation; réunion osseuse après quatre mois et demi arrêt complet de la croissance des ongles, jusqu'au moment où la consolidation a commencé.

M. X..., âgé de 33 ans, d'une très-bonne constitution, n'étant en puissance d'aucune diathèse, se casse l'avant-bras gauche, le 7 octobre 1867. La fracture, produite par cause directe, siégeait à la partie moyenne de l'avant-bras, et affectait les deux os au même niveau. Elle était accompagnée d'une contusion violente et d'un déplacement considérable, suivant la direction, et suivant l'épaisseur. La réduction se fit facilement, mais fut assez difficile à maintenir. J'appliquai l'appareil ordinaire des fractures de l'avant-bras, composé de compresses graduées et de deux attelles, dorsale et palmaire.

Par suite du gonflement qui augmenta les jours suivants, je fus obligé de desserrer deux fois l'appareil, puis les choses marchant comme à l'ordinaire, je visitai la fracture le huitième, puis le quinzième jour, me préoccupant seulement de maintenir la coaptation aussi exacte que possible, et à ma dernière visite, celle-ci paraissait parfaite.

Le 9 novembre, c'est-à-dire trente-deux jours après l'accident, j'enlève l'appareil et je constate qu'il n'y a aucune apparence de consolidation, l'avant-bras se plie avec la plus grande facilité. Les os placés bout à bout et dans une rectitude parfaite ne présentent aucune trace de cal.

Je place le membre dans l'appareil, et pour assurer l'immobilité absolue, quoique le malade soit d'une excessive prudence, je le condamne au repos, au lit. Dix jours après, j'examine de nouveau la fracture, et je trouve les choses absolument dans le même état.

Je prescris un bain de bras fortement sinapisé; j'exerce à l'aide d'un linge rude et imbibé d'eau-de-vie camphrée, des frictions sur tout l'avant-bras; je frotte avec modération les extrémités des fragments les uns contre les autres, en même temps que je pratique le massage surtout l'avant-bras, en insistant surtout au niveau de la fracture. On renouvelle dans la journée les frictions irritantes sur le membre laissé à découvert. Le lendemain je trouve un léger gonflement au niveau de la fractures, la pression est douloureuse, ainsi que les mouvements imprimés aux fragments.

Le 19. J'applique un appareil dextriné, comprenant la main, l'avant bras et le coude jusqu'au tiers inférieur du bras, puis, sur cet appareil et au niveau de la fracture, je place des compresses graduées que je serre à l'aide d'attelles, jusqu'à dessiccation complète. Je prescris le phosphate de chaux à la dose de 2 grammes par jour. A ce moment le malade attire mon attention sur l'état de ses ongles: ceux-ci depuis l'accident, ont complètement cessé de croître, et en raison de l'arrêt complet de leur croissance, ils ont pris une teinte d'un jaune noirâtre. Quelques jours après l'application du dernier appareil, et l'administration du phosphate de chaux à l'intérieur, ils recommencent à pousser, et on découvre à leur bord adhérent un petit croissant rosé. A partir de ce moment, la croissance s'opère assez rapidement, et on constate aisément les progrès, par la limite très-tranchée qui existe entre l'ancien ongle et le nouveau.

Le 31 décembre, il reste à peine un demi-centimètre de l'ancien ongle ; j'enlève l'appareil, et je trouve une modification très-notable. Quoique la consolidation soit loin d'être complète, la mobilité est beaucoup moindre, le cubitus paraît presque solide : de plus on sent au niveau de la fracture un cal peu volumineux.

J'applique un appareil de deux larges et fortes attelles, tout en prenant soin de prolonger l'attelle palmaire jusqu'au niveau des doigts, afin d'assurer une immobilité plus complète.

Les ongles continuent à pousser très-sensiblement. Je visite la la fracture le 10 janvier ; je trouve le cubitus complètement solide, le radius seul est encore un peu mobile dans le sens latéral ; même appareil. Le malade, qui se lève et marche en plein air sous ma recommandation, s'est beaucoup fatigué ces jours derniers et s'est même donné une courbature. Aussi lorsque j'examine l'avant-bras, le 20 janvier, je ne trouve aucune amélioration, et je constate que les choses sont dans le même état que lors de mon dernier examen ; même appareil.

Les jours suivants, je remarque du côté des ongles un phénomène très-curieux qui s'expliquera facilement, lorsqu'on saura que pendant les quinze derniers jours, c'est-à-dire pendant cette période dans laquelle la consolidation est restée stationnaire, les ongles se sont de nouveau arrêtés dans leur croissance.

Les anciens ongles sont aujourd'hui remplacés par des ongles blancs et rosés ; mais du côté de la racine, à un millimètre environ du bord adhérent, on découvre sur tous les ongles de la main un sillon très-net, qui tranche par sa coloration foncée, et qui marque, pour ainsi dire, le temps d'arrêt qui a eu lieu dans la croissance des ongles pendant environ quinze jours. Ce sillon s'avance les jours suivants, du bord adhérent vers le bord libre des ongles, et le 12 février, il atteint à peu près le milieu de la hauteur de chaque ongle. Le malade, du reste, remarque que durant cette dernière période, la croissance des ongles a été très-rapide.

A cette époque, je trouve la consolidation à peu près parfaite ; c'est à peine si, en cherchant à imprimer des mouvements de pronation et de supination, on perçoit une mobilité appréciable au niveau de la fracture du radius.

« Quoi de plus évident, ajoute M. Duplay, que les connexions étroites entre la croissance des ongles et la guérison de la fracture dans cette circonstance. D'abord, défaut complet de consolidation, arrêt absolu dans la sécrétion unguéale ; puis apparition du travail de consolidation, accroissement notable de l'ongle, puis arrêt dans la formation du col par suite d'un excès de fatigue, arrêt simultané dans la croissance des ongles se traduisant par un sillon sur leur face externe ; et, enfin, consolidation parfaite, accroissement rapide de la lame cornée unguéale. Le signe de Guenther a donc une valeur réelle ; il sera dans certains cas de pseudarthrose, d'une utilité incontestable pour le chirurgien, puisqu'il lui permettra de suivre les progrès de la consolidation, sans qu'il soit besoin d'un examen direct, toujours préjudiciable au malade dans ces circonstances. »

Cette influence sur l'augmentation de la vitesse d'accroissement des ongles n'appartient pas exclusivement aux fractures. Dans une intéressante leçon de clinique, résumée dans la *Gazette des hôpitaux* (1874), M. le professeur Broca à généralisé la question en se guidant d'après les données de la physiologie pathologique. Il a démontré que l'hypertrophie des poils et des ongles reconnaissait pour cause soit des lésions des nerfs, soit les troubles de la circulation, soit les inflammations chroniques, ostéites, tumeurs blanches, et même, pour les poils, les vieux ulcères. Nous extrayons de son travail les trois cas suivants :

« Le deuxième groupe (troubles de la circulation) est représenté par un Alsacien atteint d'un anévrysme artérioso-veineux du poignet en voie de guérison. Chez lui, il n'y a pas de développement anormal de poils, mais un développement exagéré des ongles du côté malade ; il est obligé de se les couper plus souvent de ce côté que de l'autre. Chez ce malade on constate, en outre, une augmentation sensible de la température.

« Pour le troisième groupe (tout ce qui est de nature à entretenir une congestion en un point), nous signalerons un jeune Annamite atteint d'une tumeur blanche du coude gauche, datant de plusieurs années ; il y a en même temps chez ce jeune homme un arrêt général de développement qui le maintient, en quelque sorte, en un état persistant d'enfance. Aussi, n'y a-t-il pas chez lui de développement pileux ; mais il y a une hypertrophie très-accusée des ongles.

« Chez un enfant entré il y a plusieurs mois à la Clinique, avec de fractures multiples du bras et du membre inférieur, voici ce que l'on observe : Au membre supérieur qui a été fracturé, les ongles sont plus durs que ceux de son congénère, et ils poussent deux fois plus vite. Au membre inférieur, il y a un développement très-manifeste de poils, tandis que le membre inférieur sain n'en a pas encore du tout (l'enfant a 12 ans). »

Altérations par troubles de l'innervation.

a. *Innervation générale.* — Les altérations des ongles consécutives aux lésions du système nerveux central sont peu connues ; tous les auteurs que nous avons consultés sont muets à cet égard. Aussi, croyons-nous devoir nous borner aux quelques réflexions suivantes :

MM. Duplay et Morat (1) ont démontré, dans leur récent mémoire sur le mal perforant, que cette affection pouvait être de cause centrale. On a effet observé le mal plantaire à la suite des lésions de la moelle, soit primitives, soit consécutives à des fractures de la colonne vertébrale. L'état des ongles dans cette maladie mérite d'attirer l'attention ; dans la plupart des cas, ils sont épaissis, jaunâtres, et subissent

(1) *Archives gén. de médecine,* 1873.

une incurvation latérale ou longitudinale, si bien qu'ils prennent quelquefois l'apparence de griffes ou de cornes. Ils sont rugueux, fendillés dans le sens de leur longueur.

C'est de même à une lésion de moelle épinière que nous croyons devoir attribuer, avec M. Raynaud (1), la lésion décrite par lui sous le nom de gangrène symétrique des extrémités.

Dans cette affection, les ongles ne sont pas généralement déformés; ils présentent comme les tissus ambiants des alternatives de mieux et d'asphyxie ; ils cessent de croître pendant tout le temps que durent les grandes douleurs de la mortification, puis ils recommencent à croître et présentent à leur surface un sillon transversal, trahissant ainsi le temps d'arrêt qui s'est produit dans la nutrition. La couleur noire qu'ils présentent est un simple effet de transparence; elle est plus tard remplacée par une teinte verdâtre. Enfin on peut les voir tomber ; d'autres, ne trouvant plus de point d'appui, se recourbent plus ou moins irrégulièrement et restent définitivement déformés. Dans un cas seulement observé par M. Raynaud, il est dit que les ongles sont boursouflés, tophacés.

b. *Innervation locale.* — Il nous reste à signaler les altérations unguéales consécutives aux lésions des nerfs.

En 1849, M. Brown-Séquard, appelait l'attention de la Société de biologie sur la chute des ongles observée par lui à la suite de la section du nerf sciatique, et il attribuait ce phénomène, non pas à un trouble de la nutrition, mais au frottement des parties sur un sol rugueux et dur. L'observation ultérieure a démontré que l'observation de Brown-

(1) De l'asphyxie locale et de la gangrène symétrique des extrémités. Thèse de Paris, 1862.

Séquard était erronée Après la section du sciatique, Steinruck (1) a observé non-seulement la chute des ongles, mais aussi celle des poils ; enfin, les ongles tombent même lorsque les parties ne sont point soumises aux frottements.

M. le professeur Gosselin a observé dans son service, à la suite d'une section du médian, une ulcération à la face dorsale et à l'extrémité de l'index, qui a déterminé la chute de l'ongle (*Tillaux, affections chirurgicales des nerfs*, 1866).

Hutchinson (*Medical Times*, 1863) a vu plusieurs fois, à la suite de lésions nerveuses, des panaris survenir aux extrémités des doigts, amener la chute des ongles, et forcer, dans un cas, à amputer la phalangette.

La chute des ongles n'est pas le seul phénomène que l'on observe à la suite des blessures des nerfs. Dans le livre de MM. Mitchell, Morehouse et Keen (p. 81 et 82), bien placés pour observer ces conséquences des lésions traumatiques, on décrit une déformation spéciale que nous croyons devoir reproduire textuellement : « Quand le membre, après la blessure d'un nerf est réduit à un véritable état cachectique par défaut de nutrition, les poils des doigts affectés tombent, et les ongles éprouvent une suite d'altérations remarquables. Il n'y a absolument que les ongles des doigts dont les nerfs ont été blessés qui soient malades. Cette altération des ongles consiste en une courbure suivant leur grand axe, et une incurvation des parties latérales ; quelquefois il y a un épaississement de la peau à l'extrémité. D'autres fois, on voit survenir une modification toute particulière, et qui pour nous était nouvelle. La peau, à l'extrémité de l'ongle contiguë à la troisième phalange, se rétracta et laissa presque à nu la matrice de cet ongle ; en même

(1) De nervorum regeneratione. Berolini, 1838.

temps, le sillon formé par l'union de la peau et de l'ongle entra au-dessous ou en dedans de la partie mise à nu. Le malade qui présentait ces modifications d'une manière si évidente avait aussi une incurvation latérale de l'ongle, et non une courbure suivant le grand axe. C'était un cas de souffrances atroces ; il y avait des douleurs névralgiques brûlantes dans la main et dans l'avant-bras.

« La déformation des ongles dans la tuberculose n'est point semblable à celle qui a lieu dans les blessures des nerfs ; effectivement nous pensons qu'il serait possible pour quelqu'un habitué à voir ces cas, de diagnostiquer l'existence d'une blessure de nerf, d'après la forme bizarre de ces ongles incurvées.

« Quand les ongles des orteils ont été attaqués, ce qui arrive rarement, la courbure est moins marquée, mais une ulcération douloureuse peut se développer autour et les faire se briser souvent en dépit de tous les soins. Le meilleur remède est alors l'excision des bords externes de l'ongle, de la matrice ou de l'ongle en entier. Ce traitement a donné un grand soulagement à beaucoup de malades. »

Cette double courbure signalée par ces auteurs dont ils publient des observations, se trouve également signalée dans l'observation suivante recueillie par M. Chevillon, dans le service de M. Tillaux à Bicêtre et communiquée par lui à M. Ancel. (loc. cit)

Obs. XV. — Lorieux, âgé de 62 ans, entre le 15 juillet 1866, à l'infirmerie chirurgicale de Bicêtre. Il y a environ trente ans que le malade a été atteint à l'avant-bras droit, d'un éclat de verre qui a profondement pénétré. A la suite de cette blessure, les mouvements de flexion et de latéralité ont complétement disparu dans le pouce, l'index et le médius du côté correspondant. Les mouvements d'extension étaient conservés ; la sensibilité avait également disparu sur les faces palmaires et latérales des doigts paralysés. Le malade n'a pas tardé à s'apercevoir du développement, immédiatement au-dessus de la blessure, d'une tumeur, grosse environ comme une noisette, tumeur douloureuse à certains moments, et très-douloureuse à la pression. Aujourd'hui, cette tumeur persiste et continue à être douloureuse, les doigts malades peuvent se fléchir volontairemnet; cependant le malade a conscience de l'effort qu'il est obligé de faire pour exécuter ce mouvement. La sensibilité a reparu en grande partie.

Les ongles du pouce, du médius et de l'index offrent une déformation curieuse, surtout prononcée sur celui de l'index. C'est une incurvation de l'ongle suivant son axe antéro-postérieur, et un peu aussi dans le sens transversal. Le repli de la peau situé au niveau de la racine de l'ongle de l'index, n'est pas lisse et uni comme du côté opposé; l'ongle est comme déchaussé. Le malade affirme avoir vu apparaître ces altérations sept à huit mois après l'accident. Rien de semblable sur les ongles de l'annulaire et de l'auriculaire de la même main, et sur ceux des doigts de l'autre main. Ces altérations qui remontent à trente ans, ont eu leur point de départ dans une lésion du nerf médian, avec formation d'un névrome.

Larrey (*clinique chirurgicale*) cite un cas de blessure d'un rameau du trifacial, avec des troubles de nutrition du système pileux du côté blessé, et de troubles variés du même côté du corps, parmi lesquels une *forme raboteuse* et *crustacée des ongles*, et leur chute suivie bientôt de régénération.

Tout récemment M. Lagrange a signalé dans sa thèse inaugurale (Paris 1874), certaines altérations unguéales qui accompagnent la sclérodermie et qui se rattachent probablement à un trouble de l'innervation locale. Les ongles dans cette affection, outre qu'ils se recourbent, deviennent considérablement déformés, bossués, uniformes et présentent dans certains cas une véritable atrophie en longueur, jusqu'a être réduits à deux millimètres de hauteur.

Les auteurs en général ne parlent pas des altérations des ongles dans l'éléphantiasis. M. Laillier, cité par Ancel, a observé dans son service en 1867, une petite malade, âgée de neuf ans, atteinte d'éléphantiasis avec gonflement considérable des doigts.

Il existait en même temps une altération des ongles : la lame cornée tombe assez fréquemment, mais ce qui frappe surtout, c'est sa mollesse remarquable qui permet de la plier par la pression la plus légère. Valleix, en parlant de l'éléphantiasis des Grecs, dit : « Les ongles se relèvent par leur bord libre, finissent par tomber à la suite d'ulcérations ; s'ils repoussent avant que des désordres plus graves se manifestent aux doigts, ils présentent un aspect rugueux, difforme et sans transparence. Duchassaing a appelé avec justesse *onyxis spiloplaxique*, cette période de la maladie. »

On observe souvent sur les ongles des taches blanches, taches *lactées*, qui comme les sillons et la strie anémique commencent à paraître du côté de la base et marchent ensuite progressivement vers leur extrémité, jusqu'à ce qu'elles atteignent leur bord libre. Ces altérations, si on peut leur donner ce nom, n'ont pas de signification ou de valeur séméiotique, et leur mode de production est des plus hypohétiques. On les observe quelquefois à la suite de contusion. Elles ne peuvent pas être confondues avec la strie anémique, car, outre qu'elles sont très-marquées, non diffuses, elles ne s'étendent jamais à toute la largeur de l'ongle, et, lorsqu'elles se présentent sur plusieurs ongles, n'occupent pas la même hauteur.

TROISIÈME PARTIE

Altérations des ongles au point de vue médico-légal.

C'est particulièrement à M. le professeur Tardieu (*Mém. sur l'identité ; Annales d'hygiène*, 1349-50), que revient l'honneur d'avoir étudié avec détail les modifications physiques et chimiques que détermine sur la main et ses dépendances l'exercice des différentes professions, et qui avaient été généralement passées sous silence ou imparfaitement étudiées avant lui.

Plus récemment, M. Vernois a repris l'étude de cette même question dans un mémoire intitulé : *De la main des ouvriers et des artisans au point de vue de l'hygiène et de la médecine légale*. Paris, 1862.

C'est à ces deux mémoires si intéressants et si complets, que nous empruntons la plus grande partie de ce qu'il nous reste à dire sur les altérations professionnelles des ongles.

Les modifications que les différentes professions et industries produisent sur les ongles et qui sont propres à élucider les questions d'identité, consistent spécialement en altération de couleur, de forme, en usures générales ou partielles, en développement accidentel et souvent volontaire, dans la présence de substances variées sous le sillon qui sépare l'ongle de la pulpe de doigt, etc.

Colorations anormales. — Chez les chercheurs d'œufs de fourmis, l'ongle se colore en *brun bistre* sous l'influence de l'acide formique ; en *brun noirâtre* chez les ébénistes ; chez les casseuses ou écaleuses de noix, en *brun très-noir* ; chez les fabricants d'acide azotique ou d'azotate d'argent, en *rouge acajou*. Les tanneurs et les corroyeurs ont les ongles d'un *rouge sombre*. Chez les préparateurs de toiles pour fleurs artificielles, les ongles se colorent en *jaune* par l'acide picrique ; chez ceux qui manipulent le tabac en *jaune brun*. Ils ont la couleur *bleue* de l'indigo, *jaune* ou *rouge* des ocres, *violette* de l'orseille dans les fabriques ou entrepôts de ces matières. (Vernois.)

Dans l'intoxication saturnine ou après la simple exposition aux émanations plombiques, les ongles deviennent noirs, sous l'influence d'une préparation sulfureuse quelconque

Les ongles participent à la coloration générale de la peau, produite sous l'influence d'un soleil ardent. M. Lorain nous a dit avoir souvent observé cette coloration bistre de la lame cornée chez les forçats qui avaient séjourné un certain temps à Cayenne.

Ces altérations de couleur disparaissent quand l'individu n'est plus soumis à la cause qui les a produites. La coloration redevient d'abord normale dans la portion de l'organe nouvellement sécrétée, ce qui peut permettre, dans certains cas, de déterminer depuis combien de temps un ouvrier a cessé de se livrer à tel ou tel travail.

Substances trouvées dans le sillon qui sépare l'extrémité libre de l'ongle de la pulpe du doigt. — La présence de certaines substances dans le pli sous-unguéal peut, à un moment donné, être très-utile pour le diagnostic des professions. Ainsi on constate la présence de corps gras solides chez les bouchers, les coiffeurs, les cuisiniers, etc.; celles de matières organiques animales, chez les vidangeurs et les palefreniers, etc., etc. Celle d'une grande quantité de poussière noire chez les marchands de marrons rôtis. C'est au contraire une poussière fine et brillante que l'on rencontre au-dessous des ongles des ouvrières en fleurs diamantées avec le verre. Les mains et les ongles des combattants, des braconniers, sont noircies par la poudre. M. Tardieu conseille le procédé suivant pour déceler chimiquement sa présence. On recevra dans un vase et l'on concentrera, par l'évaporation, la liqueur provenant du lavage des parties noircies. Après l'avoir transvasée dans un tube de verre où l'on aura plongé une lame de cuivre bien décapée, on chauffera à la lampe et il se dégagera du gaz azoteux, indice certain de la présence de la poudre. Les serruriers présentent sous l'ongle noirci, de la poudre de fer, que l'on reconnaîtra facilement en faisant macérer cette poudre dans de l'eau distillée aiguisée d'acide chlorhydrique pur. On ajoute une goutte de cyanure double de potassium et de fer, la liqueur prend une belle couleur bleue de Prusse (Tardieu).

Usures générales ou partielles. — L'usure des ongles se remarque chez les vieilles blanchisseuses de grosses lessives, chez les blanchisseuses de tissus (ongle du pouce et de l'index); chez les boyaudiers (ongle de la main gauche qui tient le paquet de boyaux); chez les bijoutiers graveurs (pouce droit); chez l'écosseuse de pois (angle externe de l'ongle du pouce droit); chez la dentelière, l'index de la main droite qui distribue les fils a un ongle très-court. Chez l'horloger, l'ongle du pouce et celui de l'index de la main gauche, au point où leurs bords se correspondent en se rapprochant pour maintenir les pièces très-délicates que l'ouvrier veut ajuster, présentent une usure et presque une destruction complète produite par le frottement répété de la lime (Tardieu). Chez les nacriers (pouce et index de chaque main); chez les paqueteuses-pileuses (moitié interne du bord libre des ongles des trois derniers doigts de chaque main). Chez les pastilleurs, l'ongle du pouce droit est très-irrégulièrement déformé, le bord libre, déprimé et en partie déchiqueté, par l'action d'une presse fort lourde sous laquelle on fait passer la pâte des pastilles encore molle, afin de les découper et d'y appliquer un timbre. Les ouvriers les plus habiles se laissent souvent prendre le pouce et le bout de l'ongle sous cet instrument, et presque tous portent en ce point des traces plus ou moins profondes de cette action (Vernois). Chez les teinturiers, selon les sels employés, à tous les doigts, les acides et les alcalis caustiques attaquent en effet les ongles.

Chez les polisseuses de cuillers, l'ongle des deux petits doigts est usé et divisé dans toute sa longueur, parce que le doigt, étant fléchi dans la paume de la main, c'est sur ce point que porte principalement le frottement (Tardieu).

Excès de développement. — L'excès de développement professionnel occupe : chez le cordonnier l'ongle du pouce gauche est considérablement épaissi, dur, et son bord libre est dentelé, éraillé, rayé et parfois profondément sillonné par les coups d'éhappement de l'alène. Chez la dentelière, l'ongle de l'index gauche est très-développé, employé qu'il est pour arracher les épingles du tambour. Les horlogers ont l'ongle du pouce droit très-épais et éraillé par suite de la manière dont ils ouvrent la boîte des montres. Chez le courtier en indigo, l'ongle du pouce droit qu'il emploie pour érailler l'angle des pains. (Tardieu, Vernoy.)

M. Ball a présenté à la Société de biologie (séance du 24 octobre 1874) un cas d'affection singulière des ongles et que nous croyons devoir signaler ici. Il s'agit d'un garçon de pharmacie qui attribue, avec raison sans doute, cette affection à l'action de la lessive de potasse employée pour le lavage des bouteilles. Les ongles sont rugueux, déformés, de façon qu'ils semblent rétractés en cupule, les bords s'écartant de la matrice tendent à se renverser, et la matrice mise à nu à leur niveau est exulcérée (*Gazette hebdomadaire*, 1874).

Enfin nous signalerons, en terminant, une déformation particulière des ongles chez les boulangers qui se servent des pouces pour racler le fond du pétrin. Les ongles de ces deux doigts, constamment refoulés de leur bord libre vers leur base, sont plissés en travers dans leur moitié inférieure. Nous devons à l'obligeance de M. Lorain, qui le premier a observé cette curieuse déformation, les dessins reproduits (fig. 8 et 9) et qui donnent une bonne idée de ce plissement en travers de l'ongle.

CONCLUSIONS.

1° Les ongles présentent dans certaines maladies et dans quelques professions des altérations plus ou moins caractéristiques, dont la connaissance peut être utilisée : *a.* au point de vue du diagnostic actuel ; *b.* au point de vue du diagnostic rétrospectif ; *c.* pour la recherche de l'identité.

2° A la suite des maladies générales aiguës, de la fièvre typhoïde, du typhus exanthématique, de l'ictère grave, des autres pyrexies, des phlegmasies fébriles, des affections morales avec troubles digestifs, de l'état de couches, les ongles présentent des altérations plus ou moins marquées et dont les divers degrés sont : *a.* la perte de l'éclat nacré de l'ongle ; *b.* la présence d'une strie anémique ; *c.* les sillons ; *d.* enfin la chute de l'ongle. Ces altérations ne sont pas constantes ; toutes choses égales d'ailleurs, le degré est en rapport avec la gravité de la maladie ; elles apparaissent d'abord près du repli sus-unguéal et s'avancent ensuite progressivement jusqu'au bord libre. C'est à tort que Beau a posé en loi que les ongles poussent aussi vite dans l'état de maladie que dans l'état de santé.

3° La phthisie détermine *très-fréquemment* une incurvation spéciale des ongles, avec ou sans disposition fusiforme de la dernière phalange. Cette incurvation n'appartient pas d'une manière exclusive à la phthisie ; on la rencontre encore dans les maladies chroniques avec obstacle à la circulation en retour (affection cardiaque, cyanose, emphysème) et beaucoup plus rarement chez les individus amaigris par une cause quelconque. La syphilis amène quelquefois la chute des ongles sans inflammation ni ulcération (alopécie unguéale).

4° Les irritations locales déterminent des troubles dans la croissance des ongles, ou la formation de bourrelets hypertrophiques consécutifs à des pressions répétées exercées par des chaussures trop serrées.

5° Dans les fractures, les ongles cessent de croître jusqu'à l'époque de la consolidation ; ils croissent ensuite avec plus de rapidité. Cette augmentation de la vitesse d'accroissement s'observe également par suite d'irritations chroniques ayant leur siége dans les membres.

6° Les lésions de la moelle peuvent déterminer soit la chute, soit la déformation avec état rugueux des ongles. Ces altérations s'observent plus souvent à la suite des lésions traumatiques des nerfs.

7° Les ongles présentent dans diverses professions des altérations de couleur ou de forme caractéristiques ; il n'est pas jusqu'à la nature des substances contenues dans le sillon qui sépare leur extrémité libre de la pulpe qui ne puisse être utilisée pour déterminer l'identité.

EXPLICATION DES FIGURES.

Fig. 1. *Ictère malin.* Début le 14 décembre ; ongles dessinés le 22 avril, soit plus de quatre mois après.

Fig. 2. *Ictère grave.* Début le 17 septembre ; dessin pris le 11 décembre.

Fig. 3. *Scarlatine.* Début, 20 octobre 1866 ; dessin, 11 février 1867.

Fig. 4. Phthisie, emphysème et affection cardiaque.

Fig. 5. Phthisie. Doigt médius fusiforme.

Fig. 6. Persistance du trou de Botal. Pouce en massue.

Fig. 7. Persistance du trou de Botal. (Enfant de 5 ans.)

Fig. 8 et 9. Boulangers. Pli de l'ongle.

Parent, imprimeur de la Faculté de Médecine, rue Mr le Prince,

Fig. 1

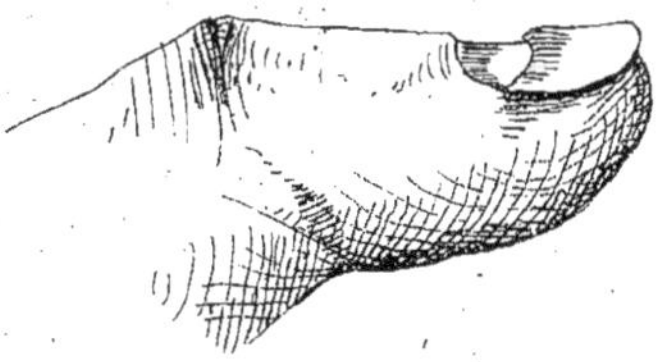

Fig. 2.

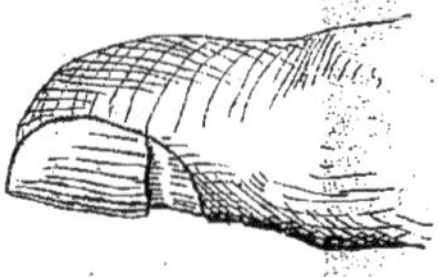

Fig. 3.

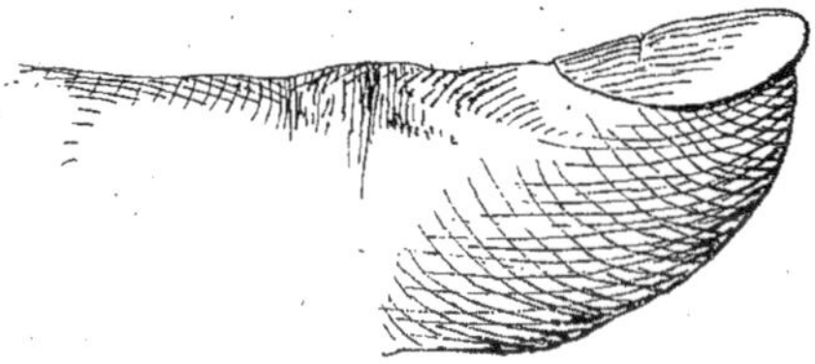

Fig. 4.

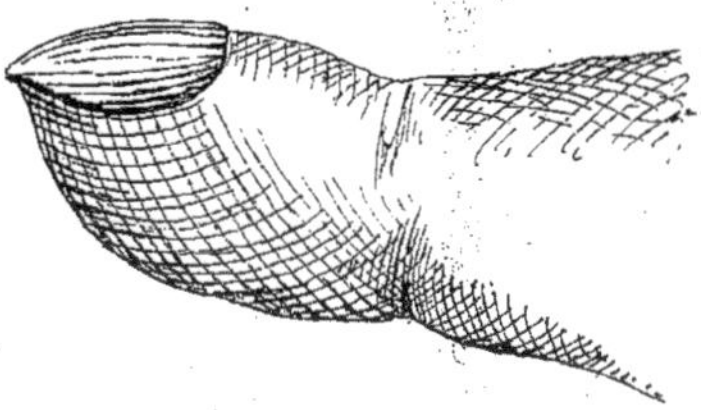

Fig. 5.

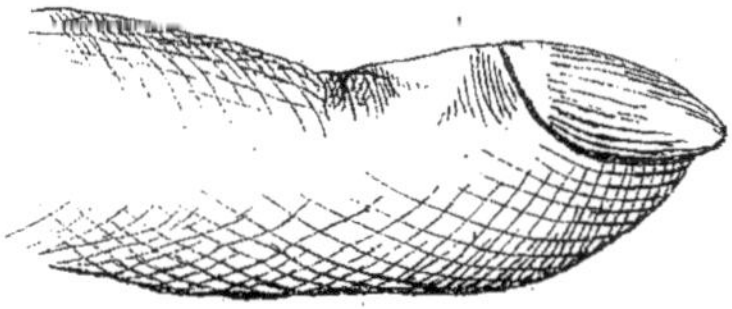

Fig. 6.

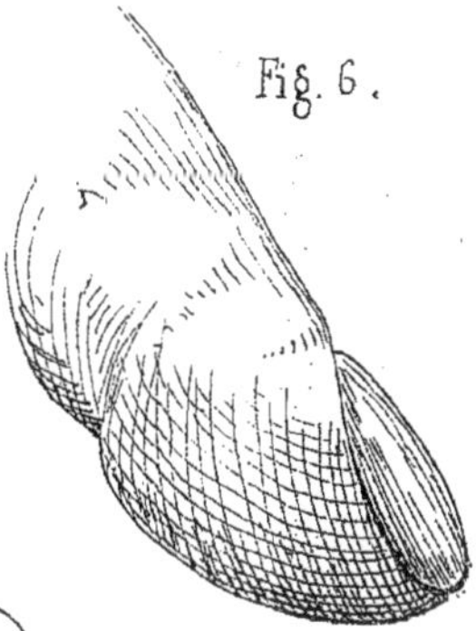

Fig. 7.

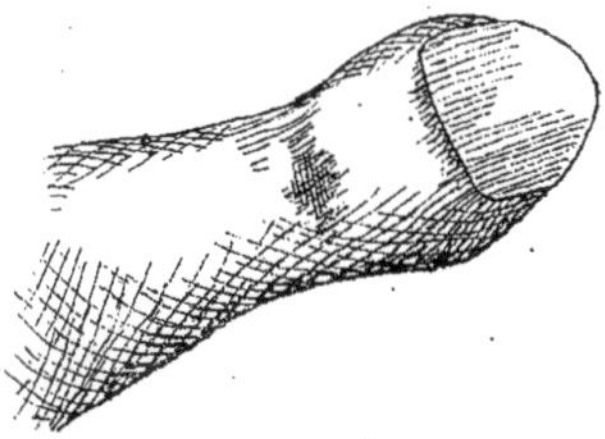

Fig. 8.

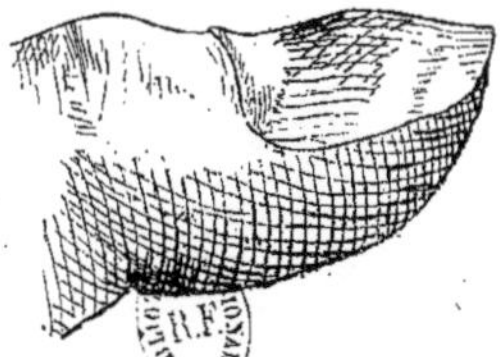

Fig. 9.

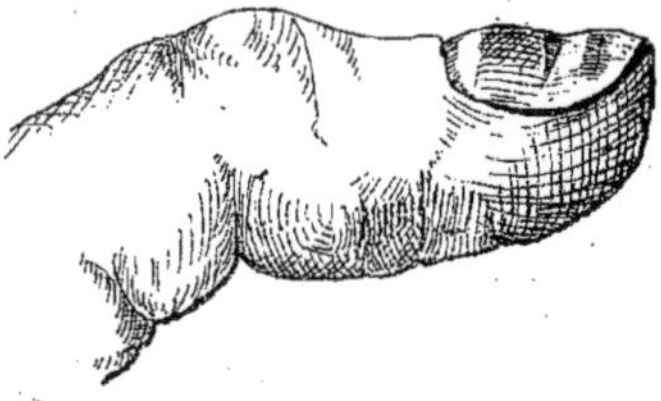

Imp. Barousse, Cour du Commerce, 10.12 Paris.

www.ingramcontent.com/pod-product-compliance
Ingram Content Group UK Ltd.
Pitfield, Milton Keynes, MK11 3LW, UK
UKHW022130260726
13993UKWH00003B/1353